时代新健康系列

糖尿病的自我调养

TANGNIAOBING DE ZIWO TIAOYANG

胡维勤◎编著

时代出版传媒股份有限公司
安徽科学技术出版社

图书在版编目（CIP）数据

糖尿病的自我调养 / 胡维勤编著. —— 合肥：安徽科学技术出版社，2015.1（2025.6 重印）

（时代新健康系列）

ISBN 978-7-5337-6492-0

Ⅰ.①糖… Ⅱ.①胡… Ⅲ.①糖尿病—食物疗法②糖尿病—穴位疗法 Ⅳ.①R247.1②R245.9

中国版本图书馆CIP数据核字（2014）第267746号

糖尿病的自我调养　　　胡维勤　编著

出 版 人：王筱文　　选题策划：丁凌云　吴　玲　　责任编辑：王　宜
出版发行：安徽科学技术出版社　　http://www.ahstp.net
　　　　（合肥市政务文化新区翡翠路1118号出版传媒广场，邮编：230071）
　　　　电话：（0551）63533330
印　　制：北京一鑫印务有限责任公司　　　　电话：（010）61424266
（如发现印装质量问题，影响阅读，请与印刷厂商联系调换）

开本：720×1016　1/24　　印张：6　　字数：150千
版次：2015年1月第1版　　2025年6月第2次印刷

ISBN 978-7-5337-6492-0　　　定价：59.00元

版权所有　　侵权必究

前言 PREFACE

世界卫生组织（WHO）对新世纪"健康"的定义是：健康不仅仅是指没有疾病或者不虚弱，而是身体上、心理上、社会适应上的完好状态。其中社会适应性取决于身体和心理的素质状况，而身体健康又是心理健康的物质基础。总而言之，良好的身体状况有利于维持良好的情绪状态，保证心理健康和良好的社会适应性。

然而，随着经济的发展，人们生活水平提高的同时，生活节奏也越来越快，更多的人也出现了亚健康状态，表现为容易便秘、失眠、疲劳、颈肩腰腿痛等，这些大多是由于不良的饮食和生活习惯引起。人一旦长期处于亚健康状态，很容易导致一系列慢性疾病，如肠胃病、肝病、肾病等。另外，由于西方生活方式的引入，高蛋白质、高嘌呤食物的摄入增加，引起肥胖、高血压、高脂血症、糖尿病、痛风等病症的增多，严重影响人们的身心健康。

人们对健康的关注度逐渐升高，其实很多时候，保持良好的生活方式和饮食习惯，就能有效地调理并缓解各种病症。本套"时代新健康系列"丛书，秉承"新健康"的理念，以帮助人们调理亚健康状态、缓解各种疾病症状为目的，为读者提供各类病症的"自我调养"方式，为健康加分。

办公室一族，因长期久坐、伏案工作，工作压力大又缺乏锻炼，容易出现失眠、便秘、疲劳等亚健康症状，颈椎、腰椎也出现多种不适，严重威胁身心健康。《便秘的自我调养》《失眠的自我调养》分别为读者介绍了相应的基础知识、宜吃食物、忌吃食物、调养食谱、穴位疗法等，轻松解除便秘和失眠的痛苦；《职场疲劳的自我调养》《颈肩腰腿痛的自我调养》则从各个角度对职场各类疾病进行了深度剖析，并从食疗和穴位疗法方面全面调理各种亚健康症状，还办公室一族一个健康的身体，保证正常的生活和工作状态。

从调理常见疾病入手，《肠胃病的自我调养》《肾病的自我调养》《肝病的自我调养》《男科病的自我调养》《妇科病的自我调养》则有针对性地为患者提供可行的饮食疗法、穴位疗法、运动疗法等，让患者从多方面收获健康。

"三高"、痛风等病症通常被称为"慢性杀手"，而饮食疗法对其的预防和控制有积极作用。《高血压的自我调养》《痛风的自我调养》《糖尿病的自我调养》《高脂血症的自我调养》精心选取对症的调养食材，为患者提供实用的饮食原则和调理食谱，配合运动、穴位调养法，达到控制病情及有效预防并发症的目的。

儿童是祖国的花朵，是未来的希望，但是一些常见病也会困扰着稚嫩的他们，作为家长，拥有一本《儿童常见病的自我调养》是很有必要的，书中提供了针对儿童各种常见病的饮食和生活调养法，为孩子扫去"阴霾"，还孩子健康成长的天空。

疾病本身并不可怕，可怕的是对疾病的误解和不正确的调养方式。本套丛书所列出的调养方式，并不能代替常规医疗，如果患者病情严重，应积极就医，以免延误病情。愿本套"时代新健康系列"丛书所传达的新健康理念，为读者的身心健康带来帮助。

目录 CONTENTS

Part 1 了解糖尿病基础常识

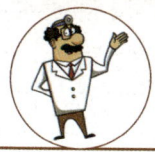
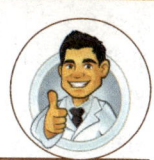

解读糖尿病 ········· 002
糖尿病的定义与症状 ········· 002
糖尿病的危害 ········· 003
糖尿病的易患人群 ········· 004
糖尿病的预警信号 ········· 005
糖尿病患者黄金膳食原则 ········· 006
全天热量供给要合理 ········· 006
必需营养素不可缺 ········· 008
饮食细节不能忘 ········· 012
糖尿病特殊人群的饮食调养 ········· 014
老年糖尿病患者的饮食调养 ········· 014
妊娠糖尿病患者的饮食调养 ········· 015
儿童糖尿病患者的饮食调养 ········· 016
更年期糖尿病患者的饮食调养 ········· 017
肥胖型糖尿病患者的饮食调养 ········· 017
糖尿病患者的忌吃食物 ········· 018
猪肥肉 ········· 018

猪心 ········· 018
猪肝 ········· 018
羊肝 ········· 018
炸鸡 ········· 019
腊肉 ········· 019
香肠 ········· 019
鸭蛋 ········· 019
虾皮 ········· 020
干贝 ········· 020
墨鱼 ········· 020
螃蟹 ········· 020
薯片 ········· 021
鱼子 ········· 021
方便面 ········· 021
饼干 ········· 021
蛋糕 ········· 022
油条 ········· 022

巧克力 ······ 022	蜜饯 ······ 023
冰淇凌 ······ 022	白酒 ······ 024
果酱 ······ 023	啤酒 ······ 024
芥末 ······ 023	猪油 ······ 024
胡椒 ······ 023	黄油 ······ 024

Part 2　吃对食物降血糖

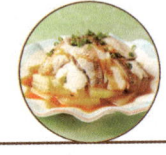
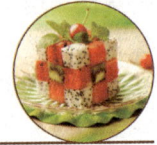

燕麦 ······ 026	**黑豆** ······ 034
燕麦二米饭 ······ 027	黑豆玉米窝头 ······ 035
燕麦五宝饭 ······ 027	马蹄黑豆浆 ······ 035
糙米 ······ 028	**红豆** ······ 036
糙米燕麦 ······ 029	红豆薏米饭 ······ 037
杂豆糙米粥 ······ 029	小麦红豆玉米粥 ······ 037
薏米 ······ 030	**绿豆** ······ 038
薏米山药饭 ······ 031	绿豆高粱粥 ······ 039
薏米荞麦粥 ······ 031	海藻绿豆粥 ······ 039
荞麦 ······ 032	**苹果** ······ 040
金针菇海蜇荞麦面 ······ 033	蜜柚苹果猕猴桃沙拉 ······ 041
荞麦菜卷 ······ 033	黄瓜苹果汁 ······ 041

猕猴桃 042
猕猴桃炒虾球 043
水果魔方 043
番石榴 044
番石榴水果沙拉 045
番石榴西芹汁 045
圣女果 046
甜橙果蔬沙拉 047
橄榄油蔬菜沙拉 047
紫甘蓝 048
紫甘蓝拌茭白 049
丝瓜百合炒紫甘蓝 049
白菜 050
白菜炒菌菇 051
鸡汤肉丸炖白菜 051
韭菜 052
松仁炒韭菜 053
绿豆芽韭菜汤 053
芹菜 054
芹菜拌海带丝 055
枸杞芹菜炒香菇 055
菠菜 056
芝麻洋葱拌菠菜 057

包菜菠菜汤 057
苋菜 058
椰汁草菇扒苋菜 059
苋菜嫩豆腐汤 059
西蓝花 060
西蓝花炒双耳 061
西蓝花炒鸡脆骨 061
苦瓜 062
白果炒苦瓜 063
苦瓜薏米排骨汤 063
冬瓜 064
清蒸冬瓜生鱼片 065
冬瓜虾米汤 065
丝瓜 066
草菇丝瓜炒虾球 067
竹荪莲子丝瓜汤 067
黄瓜 068
金针菇拌黄瓜 069
黄瓜腐竹汤 069
西葫芦 070
西葫芦炒鸡蛋 071
西葫芦炒鸡丝 071
茄子 072

蒜泥蒸茄子 …… 073
凉拌蒸茄子 …… 073
彩椒 …… 074
彩椒牛肉丝 …… 075
荷兰豆炒彩椒 …… 075
西红柿 …… 076
西红柿炒包菜 …… 077
西红柿炒扁豆 …… 077
洋葱 …… 078
豆芽拌洋葱 …… 079
洋葱羊肉汤 …… 079
芦笋 …… 080
芦笋腰果炒墨鱼 …… 081
燕窝芦笋蚬肉汤 …… 081
马齿苋 …… 082
马齿苋炒黄豆芽 …… 083
马齿苋薏米绿豆汤 …… 083
魔芋 …… 084
腐竹青豆烧魔芋 …… 085
菠菜拌魔芋 …… 085
玉米 …… 086
杏鲍菇炒鲜玉米 …… 087
胡萝卜玉米牛蒡汤 …… 087

山药 …… 088
山药莴笋炒鸡胗 …… 089
猪血山药汤 …… 089
银耳 …… 090
柠檬银耳浸凉瓜 …… 091
枇杷银耳汤 …… 091
香菇 …… 092
素炒香菇芹菜 …… 093
香菇扒茼蒿 …… 093
黑木耳 …… 094
黄豆芽木耳炒肉 …… 095
甜椒紫甘蓝拌木耳 …… 095
鸡胸肉 …… 096
竹笋炒鸡丝 …… 097
苦瓜拌鸡片 …… 097
牛肉 …… 098
杨桃炒牛肉 …… 099
芸豆平菇牛肉汤 …… 099
兔肉 …… 100
兔肉煲萝卜 …… 101
山药枸杞兔骨汤 …… 101
鲳鱼 …… 102
苦瓜焖鲳鱼 …… 103

茄汁鲳鱼……103	莲藕海藻红豆汤……107
蛤蜊……104	**海带**……108
莴笋炒蛤蜊……105	海带拌豆苗……109
蛤蜊豆腐炖海带……105	淡菜海带冬瓜汤……109
海藻……106	莲藕海带烧肉……110
凉拌海藻……107	黄花菜拌海带丝……110

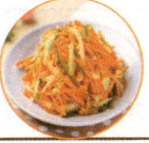
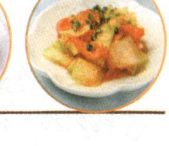

Part 3 常见糖尿病并发症饮食推荐

糖尿病并发高脂血症……112	杏鲍菇扣西蓝花……119
蒜烧黄鱼……113	**糖尿病性眼病**……120
海带丝拌土豆丝……113	白菜梗拌胡萝卜丝……121
糖尿病并发高血压……114	
菊花普洱茶……115	
玉米须芦笋鸭汤……115	
糖尿病并发痛风……116	
西红柿炒冬瓜……117	
梅汁苦瓜……117	
糖尿病并发冠心病……118	
金银花丹参饮……119	

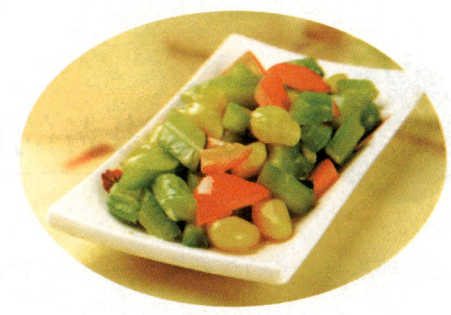

决明子菊花枸杞茶 …………… 121	苦瓜豆腐汤 …………………… 123
糖尿病并发肾病 ……………… 122	茼蒿鲫鱼汤 …………………… 124
冬瓜炒芥蓝 …………………… 123	茭白炒荷兰豆 ………………… 124

Part 4 糖尿病穴位疗法

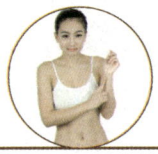
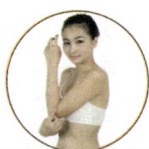

合谷穴按摩法 ………………… 126	足三里穴艾灸法 ……………… 129
中脘穴按摩法 ………………… 126	涌泉穴艾灸法 ………………… 129
曲池穴按摩法 ………………… 127	上巨虚穴拔罐法 ……………… 130
内关穴按摩法 ………………… 127	肺俞穴拔罐法 ………………… 130
三阴交穴艾灸法 ……………… 128	脾俞穴拔罐法 ………………… 131
太溪穴艾灸法 ………………… 128	肾俞穴拔罐法 ………………… 131

附录 糖尿病患者的运动调养法

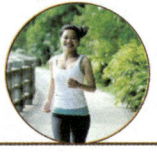
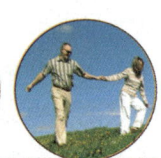

适合糖尿病患者的运动方式 ……… 132	糖尿病患者的运动强度 …………… 134

part 1 了解糖尿病基础常识

　　随着人们对健康的认识日益加深，糖尿病越来越引起人们的重视。现代医学证明，正常人在饮食以后，由于胰岛素的调节功能，随着血糖的升高，胰岛素的分泌量也会增多，从而使血糖下降并维持在正常范围。而由于糖尿病患者的胰岛功能减退，胰岛素因分泌不足而不能起到有效的降血糖作用，故其血糖得不到调节和控制。

　　本章介绍了糖尿病的概念、诊断依据、危害、易感人群及预警信号，并且针对不同人群分别介绍了饮食调养的方法，最后列出了糖尿病患者在日常生活中应该注意避免进食的食物，让糖尿病患者轻轻松松吃出健康和营养。

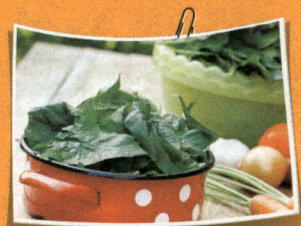
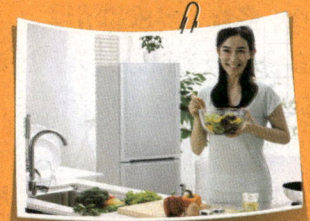

解读糖尿病

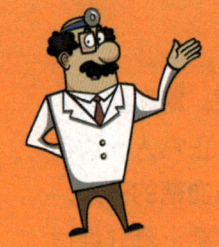

虽然糖尿病已经成为人们日常生活中的一种常见病,但是人们依然谈"糖"色变,其中对于糖尿病不够了解是关键因素,本节就为您详细解读糖尿病。

糖尿病的定义与症状

糖尿病是因胰岛素分泌缺陷或胰岛素作用缺陷引发的糖、蛋白质、脂肪、水和电解质等一系列代谢紊乱综合征。

(1) 糖尿病典型症状

糖尿病的典型症状为"三多一少",即多食、多饮、多尿和消瘦。

多食:因为糖分丢失,热量不足以维持糖尿病患者身体的基本需求,导致患者食量大增。

多饮:糖尿病患者由于排尿量增加,导致体内水分缺失,非常容易口渴,所以,患者的饮水量和饮水次数都需要增多,以补充水分。

多尿:糖尿病患者的血糖越高,尿糖就越多,为了排出尿糖,患者的排尿量也就随之增多。

消瘦:即体重减少。由于胰岛素分泌不足,糖分不能被充分利用,需要分解脂肪和蛋白质来补充热量,所以体内脂肪和碳水化合物大量被消耗,导致患者体重减轻、身形消瘦。

(2) 糖尿病并发症症状

糖尿病并发症主要是指糖尿病对心血管、肾脏、眼部和神经的损害。糖尿病并发症的主要症状有:食欲减退、疲乏无力、血压升高、恶心、呕吐、腹痛、多尿情况加重、头晕、嗜睡、视物模糊、呼吸困难、昏迷等。

糖尿病的危害

糖是人体能量供应的主要物质,是为大脑、心脏等重要脏器提供热量的主要来源。人体的血糖水平只有保持在一定范围之内,才能保证各脏器功能正常运行,一旦糖代谢发生紊乱,就会造成机体三大物质代谢紊乱,甚至危及生命。

(1) 对心脑血管的危害

主要体现在主动脉、脑动脉粥样硬化和广泛小血管内皮增生及毛细血管基膜增厚的微血管糖尿病病变。由于血糖升高的原因,糖尿病患者易形成高血糖、高血脂、高血压,导致糖尿病心脑血管病发病率和死亡率逐步上升。而心脑血管疾病包括冠心病、脑出血、心力衰竭、心律失常等。

(2) 对肾脏的危害

高血糖、高血压及血脂异常升高等原因促进了糖尿病肾病的发生和发展,可导致肾衰竭。

(3) 对周围血管的危害

糖尿病对周围血管的危害主要以肢动脉为主。糖尿病患者的血糖升高可引起周围血管发生病变,引发局部组织对损伤因素的敏感性降低。临床表现为下肢疼痛、溃烂及供血不足而引发的肢端坏死等。

(4) 对神经的危害

神经病变是糖尿病慢性并发症之一,是糖尿病致死、致残的重要因素。糖尿病神经病变最常见的为周围神经病变和自主神经病变。周围神经病变主要表现为四肢末梢麻木、冰冷刺痛等,而自主神经病变主要表现为无汗、少汗或多汗等。

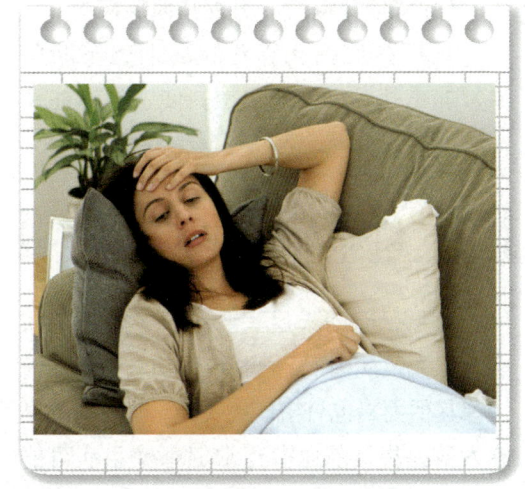

(5) 对眼部的危害

糖尿病视网膜病与糖尿病性白内障为糖尿病危害眼睛的主要表现。轻者视力下降，重者可致失明。

(6) 对物质代谢的危害

糖尿病患者胰岛素的相对或绝对缺乏引起糖代谢严重紊乱，脂肪及蛋白质分解加速，酮体大量产生，组织不能及时将其氧化，肺及肾也来不及将其排出，导致血酮浓度明显增高，出现酮症酸中毒和高渗性非酮症昏迷，病死率极高，需紧急救治。

(7) 降低免疫力，引发其他疾病

长期高血糖状态对胰岛细胞不断刺激，加重胰岛细胞的负担，使胰岛功能衰竭、抵抗力下降，容易患其他疾病。

糖尿病的易患人群

肥胖、运动不足、生活不规律是糖尿病的三大致病因素，同时糖尿病与遗传、情绪等其他因素也有密切的关系。糖尿病的易感人群是指目前血糖正常但患糖尿病可能性较大的人群，主要有以下10类：

① 有糖尿病家族史者；
② 血糖不正常或糖耐量减低者；
③ 过度肥胖，尤其是腹部肥胖者；
④ 年龄在40岁以上者；
⑤ 缺乏体育运动者，亚健康人群；
⑥ 患有高血压、冠心病者或血脂、血尿酸不正常者；
⑦ 吸烟、嗜酒者；
⑧ 有胰腺疾患或胆石症者；
⑨ 分娩过体重4千克以上婴儿的妇女；
⑩ 怀孕期间曾有血糖升高者。

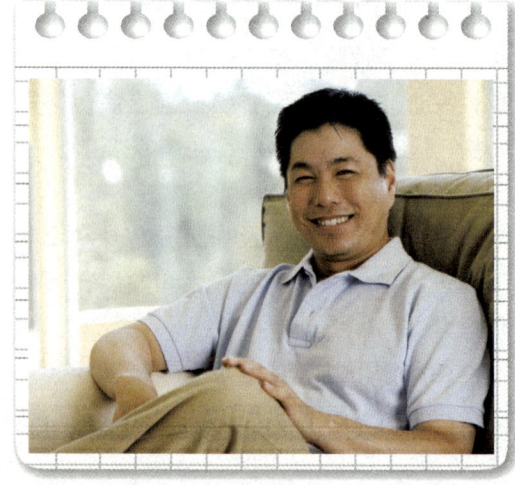

糖尿病的预警信号

①在无明显原因的情况下,出现餐前虚弱乏力、多汗、颤抖和饥饿感等低血糖症状;

②感冒后经常长疖疮或血压升高,尿液呈白色,有甜酸气味;

③中年男性皮肤感到瘙痒;

④视力出现障碍,如视物模糊、眼前飞蚊症、白内障、视网膜病等;

⑤小便次数增多,特别是夜尿增多,遗尿或排尿无力,长期反复发作的尿频、尿急、尿痛等;

⑥50岁以上人群患有高血压病、冠心病、脑血管病、高脂血症、高尿酸血症、痛风等;

⑦肥胖或超重,腹型肥胖(啤酒肚、将军肚);

⑧因某些自身免疫疾病而长期服用皮质激素类药物;

⑨常感到疲乏劳累、腰膝酸软;

⑩经常或者反复发生感染,比如泌尿系感染、疖肿及真菌感染等;

⑪有糖尿病家族史(父母、兄弟、姐妹患有糖尿病),或女性有妊娠糖尿病史;

⑫男性阳痿、性功能减退,女性闭经或月经紊乱;

⑬有内分泌疾病,特别是功能亢进的内分泌疾病;

⑭慢性胰腺炎、肝炎、肝硬化反复发作,以及有胰腺手术史、外伤病史。

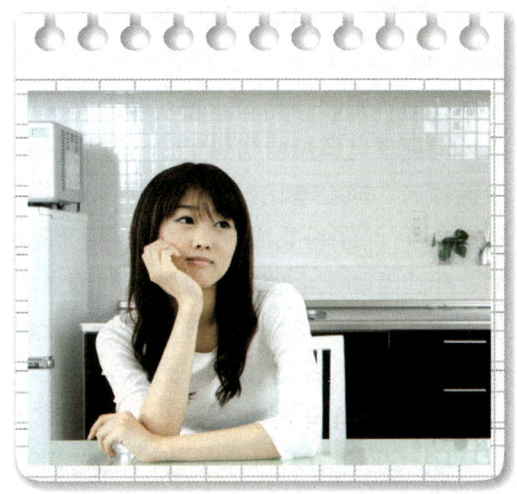

糖尿病患者黄金膳食原则

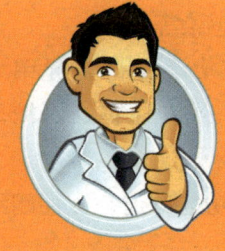

糖尿病患者怎么吃才最健康？每天的饮食怎么分配才能既补充营养，又不影响血糖的波动？哪些营养元素对糖尿病患者是有利的？读完本章内容，希望您能得到答案。

全天热量供给要合理

（1）控制总热量

糖尿病患者的日常饮食必须控制好总热量的摄入。如果食量过多，这些过剩的热量会转化成糖类、脂肪等物质储存起来，导致肥胖。肥胖者必须减少热量摄入，消瘦者可适当增加热量。对于用胰岛素治疗者，应注意酌情在上午9～10点、下午3～4点或睡前加餐，防止发生低血糖；体力劳动或活动多时也应注意适当增加主食或加餐。供给机体热量的营养元素有碳水化合物、脂肪和蛋白质。

（2）碳水化合物的摄入

碳水化合物是机体主要的供能营养素，也是构成机体组织不可缺少的物质。如果糖尿病患者能合理控制每日总热量，适当提高碳水化合物摄入量，这将有助于提高胰岛素的敏感性，促进葡萄糖的利用，从而减少肝脏葡萄糖的产生，改善葡萄糖耐量。糖尿病患者适宜食用的碳水化合物主要是多糖，多糖多以淀粉的形式存在。淀粉需要经过一定的消化才能转化为单糖，其消化吸收过程较单糖和双糖缓慢，血糖升高过程所需的时间也较长，因此适应1型糖尿病患者胰岛素释放缓慢的状态，可以避免突然的高血糖及后发的低血糖反应。

若每日摄入碳水化合物少于125克，体内脂肪分解增加，酮体产生相应增多，则易引起酮症酸中毒。适合糖尿病患者食用的富含碳水化合物的食物主要有谷薯类，如小米、薏米、黑米、燕麦、红薯、山药；水果类，如苹果、橘子；豆类，如红豆、绿豆；根茎蔬菜类，如魔芋、藕。

（3）脂肪的摄入

脂肪平时储备在脂肪组织中不释放能量，在饥饿或血液中葡萄糖浓度过低时，才将其能量释放出来供机体利用。1克脂肪可产生的能量是等量碳水化合物或蛋白质的2倍以上。糖尿病患者必须控制脂肪的摄入量，尤其是肥胖的糖尿病患者更应严格限制，每日脂肪摄入总量不得超过40克。消瘦患者由于碳水化合物限量，热量供应受到影响，可以适当增加脂肪摄入量。为预防动脉硬化，最好选用植物油，少摄入含胆固醇高的动物脂肪。

（4）蛋白质的摄入

蛋白质可分为动物性蛋白质和植物性蛋白质两种。动物性蛋白质是指肉类、蛋类、鱼类或这些食物的加工食品中所含的蛋白质，植物性蛋白质则指豆类、谷类及其加工食品中所含的蛋白质。蛋白质对于人体非常重要，可以增强人体的免疫力，帮助身体制造新组织以替代坏掉的组织。

一般糖尿病患者每日每千克体重应摄入蛋白质1克，但是病情控制不好者或消瘦者，可将每日摄入的蛋白质量增至每千克体重1.2~1.5克，患者如果为儿童，那么蛋白质的需要量为每千克体重2~3克。妊娠4个月后的糖尿病患者，每日摄入的蛋白质应比普通糖尿病患者增加15~25克，其中1/3应该来自优质蛋白质，如牛奶、鸡蛋、大豆等。

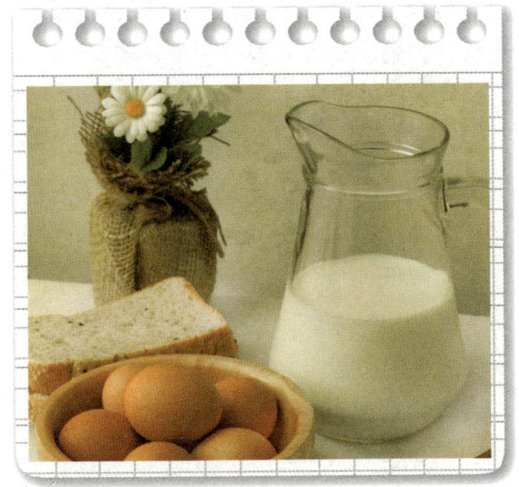

必需营养素不可缺

（1）维生素A

功效：维生素A可以防止细胞膜脂质过氧化，避免自由基对细胞的破坏，减少胰腺细胞的损害。同时，研究发现，进行饮食控制的糖尿病患者普遍存在维生素A缺乏问题，尤其在糖尿病并发症患者中，高达六成的人维生素A摄入不足。所以糖尿病患者应及时补充维生素A。

食物来源：动物肝脏、小鱼干、鱼肝油、鳗鱼、白萝卜、南瓜、芦笋、西瓜、甜瓜、芒果、鸡蛋、杏仁、牛奶等。

（2）维生素B_1

功效：维生素B_1是糖类和脂肪代谢中重要的辅酶，可以帮助葡萄糖转化为能量，有助于糖尿病患者更好地利用体内的糖类，降低血糖值。同时，维生素A还有助于维持神经系统、心血管、消化系统和皮肤的正常功能。

食物来源：牛肉、牡蛎、糙米、南瓜子、豆类等。

（3）维生素B_2

功效：维生素B_2是维持人体正常生长的必需元素，同时，维生素B_2还可以帮助糖类分解与代谢。当体内的维生素B_2缺乏时，糖类分解与代谢的能力会变差，进而影响血糖的控制状况。

食物来源：鱼、牡蛎、猪肉、鸡蛋、香菇、黑木耳、绿色蔬菜、豆类、花生、芝麻、板栗、牛奶、酵母等。

（4）维生素B_6

功效：维生素B_6可参与体内神经递

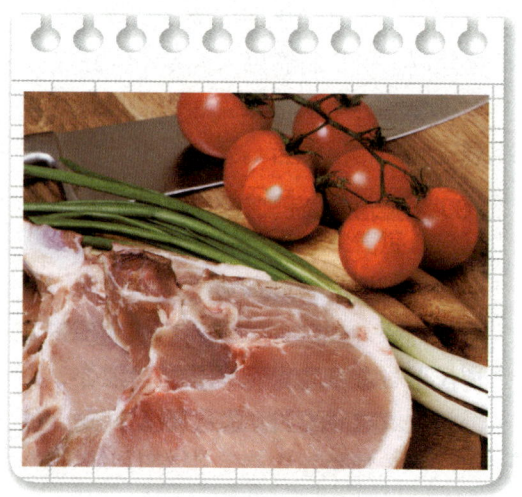

质、糖原、神经鞘磷脂、血红素、类固醇、叶酸盐等的代谢,可以显著降低人体内同型半胱氨酸的水平,对预防和改善糖尿病患者的各种并发症均有益处。

食物来源:鸡肉、鲑鱼、香蕉、牛奶、豆类、花生等。

(5) 烟酸(尼克酸、维生素B_3)

功效:对糖尿病患者来说,烟酸可以降低血胆固醇水平、扩张血管,能有效地调节血脂,对于糖尿病并发的高脂血症有一定的防治作用。

食物来源:莴笋、芦笋、鸭肉、兔肉、谷物食品等。

(6) 维生素C

功效:科学研究发现,维生素C能促进胰岛素分泌,并且提高组织对胰岛素的敏感性,起到增强药效的作用;同时,维生素C的抗氧化特性能有效消除自由基,保护微血管和神经细胞,对预防和改善糖尿病并发足病、肾病和眼病等具有重要作用。

食物来源:包菜、花菜、青椒、西红柿、猕猴桃、橙子、草莓等蔬果类。

(7) 维生素E

功效:维生素E具有改善脂质代谢、提高抗氧化作用,稳定细胞膜和细胞内脂类成分,降低红细胞脆性,改善血液循环等作用。当体内缺乏维生素E时,易导致甘油三酯、胆固醇在肝脏和血浆中的含量增加,致使血管变硬,管腔变窄,引发动脉硬化。建议糖尿病患者适当摄取维生素E,减少心血管疾病发生的风险。

食物来源:小麦、绿色蔬菜、胡萝

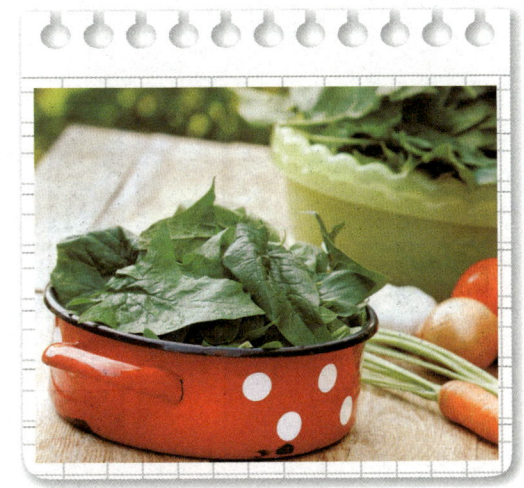

卜、橄榄油、坚果、蛋黄等。

（8）膳食纤维

功效： 膳食纤维可以延缓食物中葡萄糖的吸收，能抑制餐后血糖值的上升，减少胰岛素的需求量，有助于预防糖尿病；同时，其含有的水溶性纤维少可加速排泄胆固醇，帮助糖尿病患者降低血液中胆固醇、甘油三酯的水平，具有防治心脑血管疾病的作用。

食物来源： 玉米、小麦、胡萝卜、芹菜、菠菜、莴笋等各种新鲜蔬菜，以及豆类等。

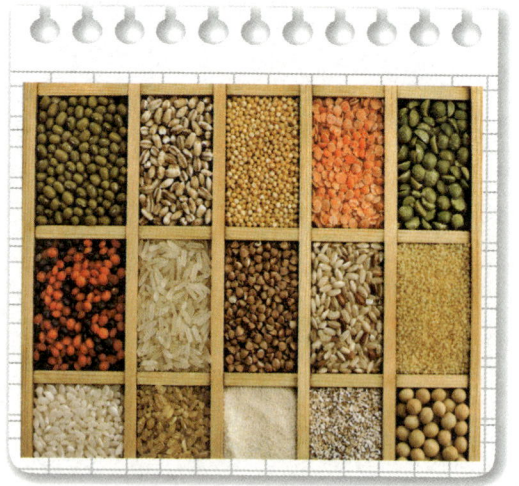

（9）铬

功效： 铬有参与糖类的代谢、促进胰岛素分泌、协助运输蛋白质、影响脂肪代谢的作用。临床观察表明，人体缺铬易引发糖尿病，补充铬元素有利于降低血糖，并控制糖尿病并发症的发生。

食物来源： 牛肉、鸡肉、牡蛎、鸡蛋、香蕉、苹果皮、土豆和乳制品等。

（10）钙

功效： 钙不仅关系到骨骼和牙齿的健康，还在人体中具有传达"分泌胰岛素"的信息的功能。当人体血糖升高时，钙就需要启动功能，传达信息给胰岛素β细胞，使其分泌胰岛素。因此，如果身体缺乏钙，中间的联结就会出问题，胰岛素的分泌就会失常，血糖值就容易上升。同时，糖尿病患者高血糖往往会导致渗透性利尿，这样会使大量的钙质从尿中排出，从而引起血钙降低，使得骨组织中的游离钙进入血液，出现骨质疏松等症状。

食物来源： 牛奶、虾米、排骨、大豆、西蓝花等。

（11）锌

功效：锌是胰岛素的组成成分，协助葡萄糖在细胞膜上转运。当体内缺乏锌时，胰岛素制造量降低甚至无法制造，进而影响血糖值，引发糖尿病。人体内缺乏锌，会出现免疫能力下降、食欲不振、生长迟缓、夜盲、男性前列腺肥大、动脉硬化等症状。糖尿病患者适量补充锌元素，既可以维持血糖水平，又能够预防多种并发症的发生。

食物来源：海带、紫菜、虾、牡蛎、牛肉、乳制品、豆类、花生、南瓜子等。

（12）硒

功效：硒具有保护组织、细胞膜以及抗癌的作用，能消除已形成的过氧化物，并且具有与胰岛素相同的调节糖代谢的生理作用，可以促进葡萄糖的运转，增加细胞对糖的摄取，发挥降血糖的功效。值得注意的是，硒也不能过量摄入，摄取过少或过多都对糖尿病的病情不利。

食物来源：海鲜、瘦肉、南瓜、葱、大蒜、谷物等。

（13）镁

功效：镁元素参与能量代谢、蛋白质和核酸的合成，影响钾离子和钙离子的转运以及调控信号的传递。镁是胰岛素的第二信使，缺镁会阻断胰岛素各种效应的发挥，干扰细胞代谢的正常进行。同时，补镁可以改善糖耐量，减少胰岛素的用量。由于糖尿病患者体内大量的镁随尿液排出，造成"镁丢失"，因此患者在控制血糖的同时应注意补充镁。

食物来源：小麦胚芽、燕麦、糙米、空心菜、牛奶、豆类、坚果类等。

（14）ω-3脂肪酸

功效：ω-3脂肪酸中的DHA可以增加胰岛素的敏感性，提高血糖的运转和代谢，从而稳定人体内的血糖水平，预防糖尿病的发生。同时，ω-3脂肪酸能够降低血液黏稠度和减少纤维蛋白原的数量，大大降低血栓形成的概率，从而预防糖尿病并发高血脂、高血压、心血管病等。

食物来源：金枪鱼、沙丁鱼、鲑鱼、橄榄油、亚麻籽油等。

饮食细节不能忘

（1）坚持正确的进餐顺序

糖尿病患者按照蔬菜—主食—肉类—汤的顺序进餐，这样能帮助控制进食量，调整饮食结构。进餐时可以先吃富含粗纤维的蔬菜，以增加饱腹感。主食应少稀多干，多吃一些富含膳食纤维的食物，如小米、窝头等，这些粗粮在肠胃里消化的时间长，使得血糖上升较慢，可以有效抑制糖尿病患者餐后血糖升高。

（2）进餐时要细嚼慢咽

糖尿病患者吃饭时要细嚼慢咽，切忌狼吞虎咽。延长食物的咀嚼时间，可以反射性地刺激胃液的分泌。反之，狼吞虎咽会影响食物营养成分的充分吸收。

（3）不能"吃软怕硬"

当大米熬成粥，其中的淀粉已经部分转化为糊精，比淀粉更容易消化吸收，在人体内会很快转化成葡萄糖，使血糖迅速升高。因此，吃较软的食物，血糖上升较快。建议糖尿病患者最好"软硬兼吃"。

（4）不能吃"独食"

"独食"是指糖尿病患者专挑血糖生成指数低的食物食用，这样会导致营养不均衡。建议患者最好混合进食，不仅可以补充所需营养，且有利于控制餐后血糖。

（5）不要"望梅止渴"

某些糖尿病患者为控制"多尿"症状，不敢多喝水，以至于"望梅止渴"。事实上，糖尿病患者体内处于高血糖状态，饮水后可使血浆渗透压下降或恢复正常，起到降血糖的作用。若限制饮水，不仅不

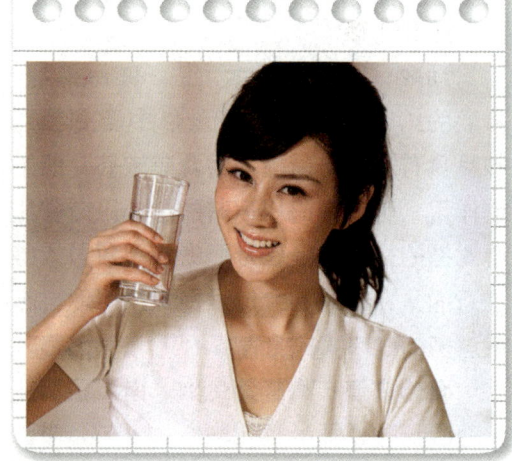

会缓解多尿的症状，甚至会升高血糖。

（6）不可不吃主食

若糖尿病患者每餐所食的主食不足，则葡萄糖的来源也较少，身体就会利用脂肪来获取能量，此种情况下，机体会产生酮体，在血液中堆积，形成酮血症。因此，糖尿病患者不可不吃主食，且碳水化合物占总能量的比例不宜少于50%。

（7）不宜吃得过饱

当糖尿病患者食用过饱后，会出现腹胀、打饱嗝、恶心、呕吐等感觉。预防此类症状的最好办法就是做到饮食规律，三餐分配比例宜为1/5、2/5、2/5或各1/3。

（8）减少钠的摄入量

成年人每天食盐摄入量为6克，糖尿病患者应为4~5克，因为糖尿病患者体内环境对钠离子的浓度变化十分敏感，当体内钠离子浓度高时，会增加血容量，加重心、肾负担，严重时会引起高血压、冠心病、脑血管病变和肾脏疾病等。

（9）服用降糖药物后一定要进食

某些糖尿病患者服用降糖药物或注射胰岛素后不进食，或只少量进食，这样有可能发生低血糖。因此，在服用降糖药物或注射胰岛素后一定要进食。

（10）饭后不要马上吃水果

饭后马上吃水果，水果会被先吃下去的不易消化的脂肪、蛋白质"堵"在胃内，使其长时间停留在胃内，影响消化功能，引起胀气。建议糖尿病患者吃水果的最佳时间是两餐之间，因为此时胃内较空，水果中的维生素和矿物质能很快被吸收，并且能避免胀气。

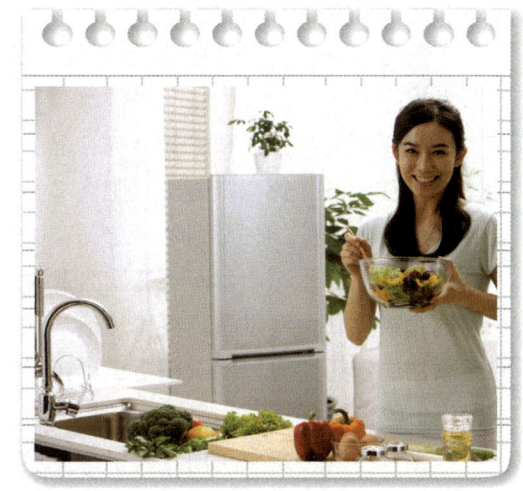

糖尿病特殊人群的饮食调养

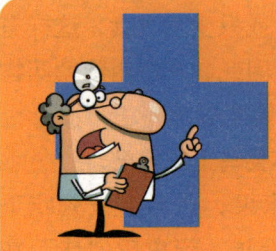

糖尿病饮食疗法是治疗糖尿病最基本、最重要的方法,饮食不仅影响糖尿病病情,也影响其他治疗方法的效果。然而针对不同的人群,饮食方法也应不同,在日常饮食保健中也要多加注意。

老年糖尿病患者的饮食调养

约有30%的老年糖尿病患者只需要单纯的饮食疗法即可控制病情,老年糖尿病患者的饮食可做如下安排:

①既要控制饮食,又要营养充足,以保持理想体重。

②限制脂肪的摄入量,如油炸食品、动物的内脏(肝、肺、肾等)、肥肉等富含胆固醇的食物要少吃或不吃。

③多摄入粗粮、新鲜蔬菜等富含膳食纤维的食物。膳食纤维有延缓胃肠道消化吸收食物的作用,可以控制餐后血糖上升的幅度,改善葡萄糖耐量。

④坚持少量多餐、定时定量的原则,这样既可以防止因吃得过多而引发血糖升高过快,又可避免出现低血糖的现象。

⑤适量多饮水,同时还要限制饮酒,最好戒酒。

妊娠糖尿病患者的饮食调养

妊娠期糖尿病患者控制饮食的目的是为母体与胎儿提供足够的热量及营养素，使母体及胎儿能适当地增加体重，符合理想的血糖控制标准，预防妊娠毒血症及减少早产、流产与难产的发生。

通常情况下，孕妇应将空腹血糖控制在3.37～5.6毫摩尔／升，餐后2小时血糖应小于6.7毫摩尔／升。也可按体重计算摄取的热量，肥胖者每天每千克体重摄取热量应为25～30千卡，正常者每天每千克体重摄取热量应为30～35千卡。整个孕期体重的增长，肥胖者应为8～10千克，正常者应为12.5千克左右。热量营养分布情况为碳水化合物占55%、蛋白质占25%、脂肪占20%。控制饮食3天后测量24小时血糖含量，即空腹时、三餐前半小时、三餐后2小时、22点或零点，共测量8次，同时测尿糖、尿酮体。空腹血糖低于5.6毫摩尔／升、餐后2小时血糖低于6.7毫摩尔／升为理想状态。

①妊娠前4个月不需要特别增加热量，但是到了中后期，则要相应地增加一定的热量，其计算公式为标准体重×（30～35）千卡／千克（体重）。

②怀孕3个月以后胎儿生长速度很快，患者对热量特别是蛋白质的需要量大增，每天主食可掌握在300克左右，甚至可达400克。每天每千克体重摄取蛋白质1.5～2克为宜，因为糖尿病孕妇可能会有"加速饥饿状态"，也就是说每顿吃得不多，但是容易饿，所以强调少食多餐，每天吃4～6顿比较好。早餐占总热量的10%，午餐、晚餐各占30%，加餐(上午、下午、晚上)各占10%。

③尽量选择纤维含量较高的主食，如以糙米或五谷饭取代白米饭，选用全谷类面包或馒头等。妊娠期糖尿病患者早晨的血糖值较高，因此早餐淀粉类食物的进食量须适当控制。

④烹调用油以植物油为主，尽量减少油炸、油煎食物，禁食动物的皮和肥肉等。

⑤常吃富含叶酸且对血糖影响较小的绿叶蔬菜和豆类等。

儿童糖尿病患者的饮食调养

儿童正处于生长发育时期,对营养物质需求较多,营养均衡更加重要,除了热量、蛋白质等营养物质外,富含维生素及微量元素的食品也宜多吃。儿童糖尿病患者每天可在三餐之外安排2～3次加餐,但是要注意定时定量,并且在加餐的同时相应地减少正餐主食的摄入量。在饮食的安排上也有其特点:

①限制总热量的摄入。一般的小学生每日应摄取1500千卡的热量,具体的热量计算公式为:全天总热量(千卡)=年龄×系数+1000。公式里的系数一般为70～100,一般来说,身体较胖的儿童应选择较小的系数,而活动量大的儿童应选择较大的系数。系数的参考值为:3岁以下者,系数为95～100;3～4岁者,系数为90～95;5～6岁者,系数为85～90;7～10岁者,系数为80～85;10岁以上者,系数为70～80。

②蛋白质的摄入量以每天每千克体重2～3克为宜,并且宜选择鱼类、鸡蛋、牛奶、豆类等食物的蛋白质。

③碳水化合物的摄入量宜占总热量的50%～55%,脂肪的摄入量宜占30%。总胆固醇的摄入量每天不宜超过300毫克,油炸食品、动物内脏、肥肉等应少吃或不吃。

④常吃富含维生素、矿物质的食物,在蔬菜的选择方面,宜选用含糖量少的白菜、菠菜、萝卜等。

⑤适当增加海带、豆皮等富含膳食纤维的食物,并采用少量多餐的方法。

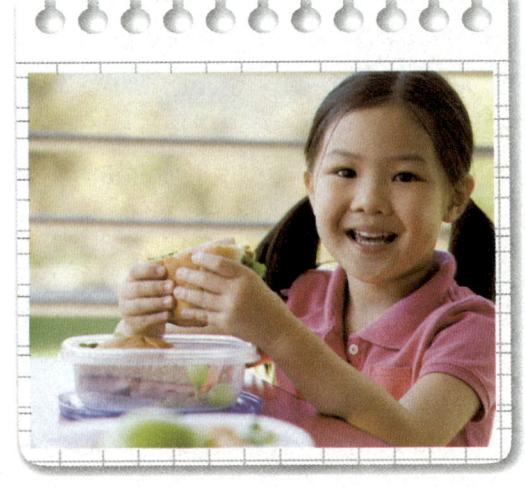

更年期糖尿病患者的饮食调养

糖尿病是更年期人群的常见病,饮食控制是治疗的根本措施:

①低热量饮食。

②如饥饿感强烈,可选食含糖量少的蔬菜充饥。

③每日三餐,膳食热量的分配可按早上2/5、中午2/5、晚上1/5的比例安排。

④有条件的患者可采用少量多餐的方法,这样更有利于减轻每次进餐的糖负荷。

⑤糖和甜食在禁食之列。水果要视病情而定。烟、酒等辛辣刺激品应避免。

⑥可通过粗算法进行饮食控制,普通糖尿病患者每日主食供应量应为250~400克,副食中蛋白质应为30~40克,脂肪应为50克左右。肥胖型糖尿病患者每日主食应控制在150~250克、脂肪25克、蛋白质30~60克,此为低糖、低脂饮食。高蛋白饮食适于长期患消耗性疾病的糖尿病患者,每日主副食的蛋白质总量不应低于100克。

肥胖型糖尿病患者的饮食调养

对于肥胖型糖尿病患者来说,只要体重减下来了,胰岛素的抵抗自然就会有所减轻,血糖也就相应地降下来了,这就要求糖尿病患者的饮食控制要到位:

①控制热量的摄入。

②适当增加蛋白质的摄入。

③限制脂肪的摄入,动物内脏、油炸食物、花生、核桃等高油脂食物尽量不吃。

④注意餐次的分配,少量多餐。

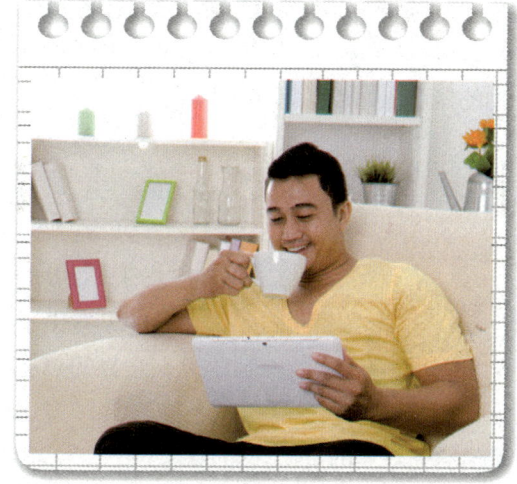

糖尿病患者的忌吃食物

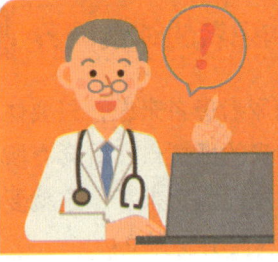

有些食物能快速升高血糖或引起糖尿病慢性并发症,应该少吃或不吃。了解这些食物,并在饮食上加以注意,有利于血糖控制并减少糖尿病并发症的产生。

猪肥肉

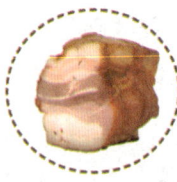

猪肥肉含有较多饱和脂肪酸和胆固醇,过多食用会增加糖尿病患者发生高血压、动脉硬化等并发症的概率,对糖尿病患者不利。

猪肝

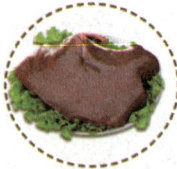

猪肝中胆固醇含量较高,会增加糖尿病并发症发生的概率。猪肝中含有丰富的钾和磷,会增加肾脏负担,不利于糖尿病肾病的病情恢复。

猪心

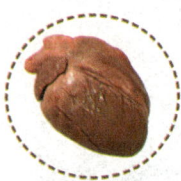

猪心中含有大量的胆固醇,糖尿病患者由于要控制所摄入食物的总能量,所以不宜进食过多胆固醇含量过高的食物。

羊肝

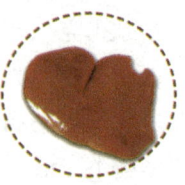

羊肝的胆固醇含量很高,过量食用容易导致体内脂质代谢紊乱,而且无法降低体内胆固醇含量,不利于糖尿病病情的控制。

炸鸡

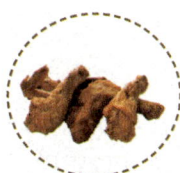

①炸鸡的热量、饱和脂肪酸含量较高,食用后容易使血糖升高,同时易诱发心脑血管并发症。

②炸鸡中含钠较多,糖尿病患者过多食用容易引起水肿,甚至还会引发高血压。

③炸鸡中的钾、磷的含量都极高,过多食用会增加肾脏的负担。

香肠

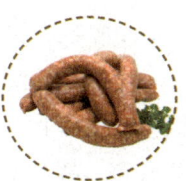

①香肠中脂肪含量很高,食用过多可使血糖升高,还有可能引发心血管并发症。

②香肠是腌制食品,钠的含量非常高,每100克香肠中含有钠2309.20毫克,高钠对于糖尿病并发高血压的患者来说尤为不利,所以糖尿病患者要忌食香肠。

腊肉

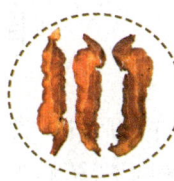

①腊肉多数是用五花肉制成的,其中所含的热量和脂肪都非常高,食用后不利于糖尿病患者控制血糖,对糖尿病患者的心血管健康也很不利。

②腊肉中含有的钾、磷、钠都极高,食用后会大大地增加肾脏的负担,糖尿病并发肾病的患者更要忌食。

鸭蛋

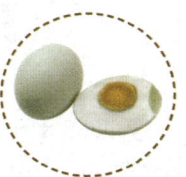

①鸭蛋黄的热量很高,多余的热量摄入可使血糖上升,不利于糖尿病患者的病情控制。

②由于鸭蛋黄的胆固醇和饱和脂肪酸含量极高,过量食用很有可能加重糖尿病患者脂质代谢紊乱的症状,促使脂肪转化为血糖,使得血糖升高,严重者还会导致血管疾病。

虾皮

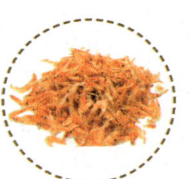

①虾皮中胆固醇含量较高,每100克中含胆固醇240毫克,糖尿病患者食用后易使血糖升高,甚至引发心脑血管并发症,故不宜食用。

②虾皮中钾、磷的含量较高,糖尿病患者食用后会增加肾脏的负担,特别是兼有肾脏病的糖尿病患者应禁食。

③虾为动风发物,并发有皮肤瘙痒的糖尿病患者不宜食用虾皮。

墨鱼

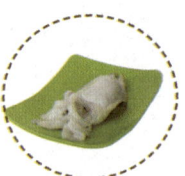

①墨鱼中的胆固醇含量很高,过多食用的话非常容易加重糖尿病患者的代谢负担,导致脂质代谢紊乱,还会促使血脂转化为血糖,导致血糖升高,对糖尿病患者而言非常不利于病情的控制。

②墨鱼属于动风发物,并发有皮肤瘙痒的糖尿病患者不宜食用。

干贝

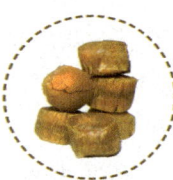

干贝是扇贝的干制品,干贝富含蛋白质、碳水化合物以及其他多种营养元素,糖尿病患者长期进食富含碳水化合物的食物容易使血糖升高,不利于控制病情。因此,糖尿病患者不宜食用干贝。

螃蟹

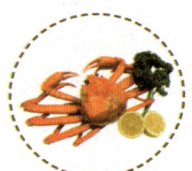

①螃蟹中的胆固醇含量很高,不利于糖尿病患者控制血糖。

②螃蟹性寒凉,糖尿病患者多伴有肠胃功能虚弱,食用后容易引起腹泻等。并发有皮肤瘙痒的糖尿病患者应尽量不吃螃蟹。

薯片

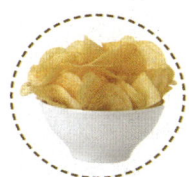

①薯片属于高热量、血糖生成指数非常高的食物，糖尿病患者食用薯片后有可能会引起血糖值较大的波动。

②薯片中含有致癌物丙烯酰胺，过量食用会使丙烯酰胺大量堆积，增加糖尿病患者患癌症的风险。薯片的口味多是用盐等调制的，长期食用易患心血管疾病，所以糖尿病患者更应慎食。

方便面

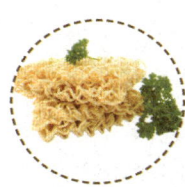

①方便面的热量高、脂肪高、碳水化合物含量高，经常食用易使人发胖和血糖升高。

②一般用来制作方便面的棕榈油所含的饱和脂肪酸会加速动脉硬化，对糖尿病患者的病情极为不利。方便面中含钠量较高，多食可使血压升高。因此，糖尿病患者应忌食方便面，避免诱发糖尿病并发高血压症。

鱼子

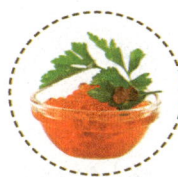

①鱼子中富含碳水化合物、胆固醇，糖尿病患者过多食用鱼子有可能加重脂质代谢紊乱，升高血糖，影响病情。

②鱼子很难消化，肠胃功能不好的糖尿病患者食用后更难消化。

饼干

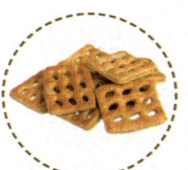

①饼干是高热量、高淀粉、高糖食品，且含水分少，糖尿病患者食用后极易发生高血糖。

②饼干的脂肪含量比同类食物高，多食容易形成脂肪堆积，引起肥胖，不利于糖尿病病情的控制。

蛋糕

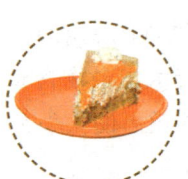

①蛋糕中的热量比较高,每100克蛋糕的热量约为347千卡,多食容易引起肥胖,不利于糖尿病病情的控制。

②蛋糕的主要原料包括白糖,多食易使血糖升高。

③蛋糕含有很多奶油,糖尿病患者不宜摄入过多的奶油,否则容易引起肥胖。

巧克力

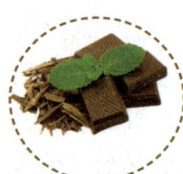

巧克力是一种典型的高热量食品。由于巧克力中的热量多,所以人们常把它当成一种补充能量的零食。巧克力不适合糖尿病患者过多地食用,因为热量一旦摄入过多,就会引发体重增加的问题,继而还会引起其他的并发症,对糖尿病患者很不利。

油条

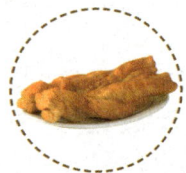

①油条是一种经高温油炸而成的食物,热量较高,过食会使血糖上升,还会造成营养失衡。

②油条中含钠量较高,多食会导致水肿、血压升高。油条表面裹着大量油脂,不易被消化,肠胃功能较差的糖尿病患者慎食。

冰淇凌

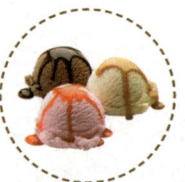

①冰淇凌的热量很高,糖的含量也很多,糖尿病患者食用后,会使血糖迅速升高。

②冰淇凌中含有反式脂肪酸,摄入反式脂肪酸会降低高密度脂蛋白胆固醇,增加糖尿病患者并发冠心病的风险。

果酱

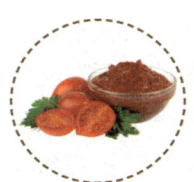

①果酱是一种把水果、糖以及酸度调节剂等添加剂混合,经过高温熬制而成的食物,除了水果中的果糖外,还加入了砂糖、蜂蜜等成分,不适宜糖尿病患者食用。

②市面上所售的"无糖"果酱虽然在生产过程中不加入糖分,但是食品原料水果中的糖分仍在,糖尿病患者应慎食。

胡椒

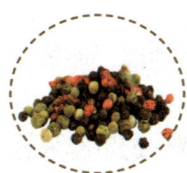

①胡椒性质温热,过多食用很容易导致耗气伤阴、发疮损目,而糖尿病患者大多属于阴虚火旺体质,食用胡椒后往往会加重症状,对病情控制不利。

②胡椒含碳水化合物较高,进食后不利于血糖的控制。因此,糖尿病患者应忌食胡椒。

芥末

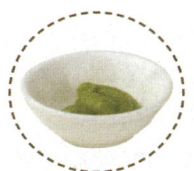

①芥末微苦,辛辣,有芳香,对口舌有强烈的刺激,糖尿病患者食用后对病情不利。

②芥末中主要的成分是芥子油,含有的热量较高。对于糖尿病患者来说,过多进食芥末会引起血糖波动过大,对血糖的控制不利。

蜜饯

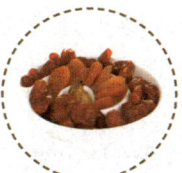

①蜜饯中含糖量很高,可达70%,糖尿病患者食用后可使血糖快速升高,不利于血糖的控制。

②部分蜜饯由盐渍加工而成,含较多的盐分,有的还添加了防腐剂和色素等,增加了糖尿病并发其他疾病的风险。

白酒

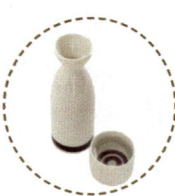

①白酒性烈，燥热，糖尿病等阴虚火旺者不宜饮用。白酒中的甲醇成分可加重糖尿病患者的周围神经损害。白酒热量高，可导致肥胖，增加心脑血管并发症的风险。

②白酒还会抑制肝糖原的分解作用和糖异生作用，往往会引起低血糖。

啤酒

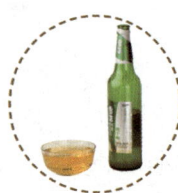

①酒精会损害人体的胰腺，使胰岛素的分泌过量或缺乏，造成低血糖或高血糖。

②啤酒是一种由麦芽经过糖化作用酿造而成的饮品，其中含有大量的麦芽糖成分，糖尿病患者饮用后会导致血糖迅速升高，所以糖尿病患者不宜饮用啤酒。

猪油

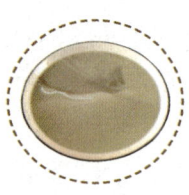

①猪油的热量极高，非常容易使人发胖，也会使糖尿病患者的血糖快速升高，肥胖型糖尿病患者尤其应忌食猪油。

②猪油中的饱和脂肪酸和胆固醇含量均很高，糖尿病患者食用后，会增加患动脉硬化等心血管并发症的风险。

黄油

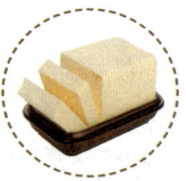

①黄油的主要成分是脂肪，其热量极高，食用后易使血糖升高，引起肥胖，所以糖尿病患者，尤其是肥胖型的糖尿病患者不宜食用黄油。

②黄油中饱和脂肪酸和胆固醇的含量很高，容易引发动脉硬化等并发症，故糖尿病患者不宜食用。

part 2 吃对食物降血糖

正确的饮食对于糖尿病的治疗有重要的意义。饮食治疗是糖尿病患者控制血糖、防治各种并发症的关键之一。

本章挑选了42种对糖尿病患者有益的食物，介绍了每种食物的每日适宜用量、每百克所含基础营养素、降糖原理、应用指南，并提供了适合糖尿病患者的菜例作为参考。希望本章内容能够帮助糖尿病患者通过合理地选择食物，让身体越来越健康。

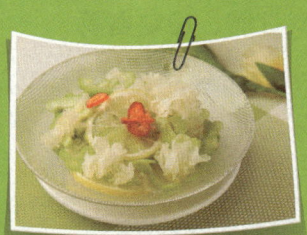
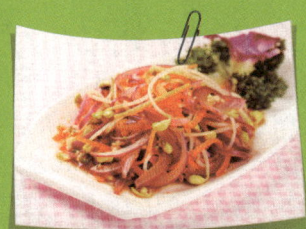
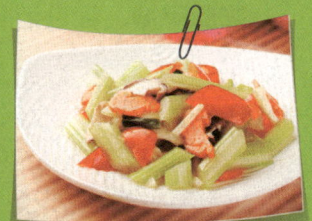

燕麦

【每日适宜用量】 30克

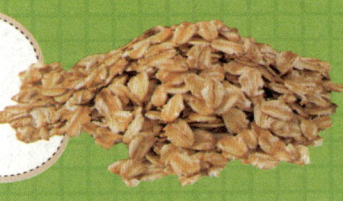

- 热量：367 千卡
- 碳水化合物：66.9 克
- 蛋白质：15 克
- 脂肪：6.7 克

降糖原理

常吃燕麦的糖尿病患者糖化血红蛋白水平明显下降，而且燕麦中的 β-葡聚糖降血糖和提高胰岛素反应效果的作用明显优于其他谷类中的葡聚糖。燕麦中的可溶性膳食纤维含量较高，可以使小肠对糖的吸收量减少且速度缓慢，所以燕麦可减慢餐后血糖上升速度，对血糖水平的稳定很有益。

应用指南

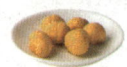 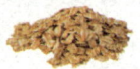 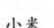

板栗　　燕麦　　小米

降脂降糖、促进消化

材料： 板栗50克，小米30克，燕麦15克

做法： 砂锅中倒入清水，放入处理好的板栗、燕麦，大火烧开，倒入备好的小米，搅匀，转小火煮20分钟至板栗熟透即可。

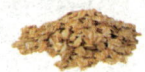 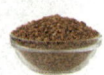 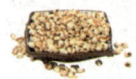

燕麦　　荞麦　　薏米

益气健脾、稳定血糖

材料： 燕麦20克，荞麦20克，薏米20克

做法： 将燕麦、荞麦、薏米淘洗干净，共同浸泡4小时后，放入电饭锅中，加入适量清水，选择"煮饭"功能，跳闸后插电再焖15~30分钟，煮成米饭即可。

燕麦二米饭 (特别推荐)

材料： 水发大米100克，水发小米70克，燕麦50克

做法

① 锅中注入适量清水烧热，倒入洗好的大米、小米、燕麦，拌匀。② 盖上盖子，煮开后用小火煮30分钟至食材熟透。③ 关火后揭开锅盖，盛出煮好的饭即可。

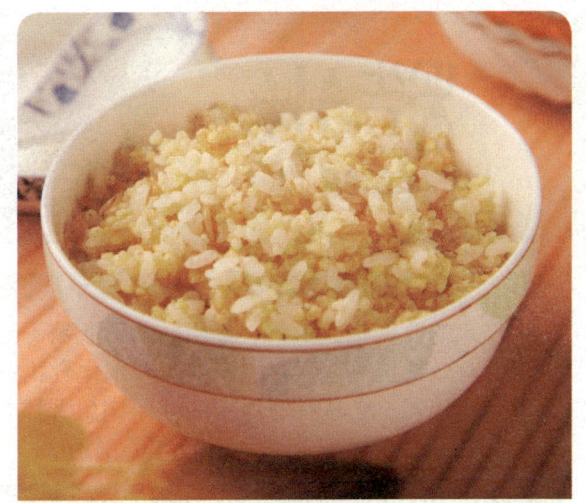

燕麦五宝饭 (特别推荐)

材料： 水发大米120克，水发黑米60克，水发红豆45克，水发莲子30克，燕麦40克

做法

① 砂锅中注水烧热，倒入洗好的大米、黑米、莲子、红豆、燕麦，搅拌均匀。② 盖上盖，大火烧开后用小火煮至粥熟。③ 关火后揭开盖，将煮熟的饭盛出即可。

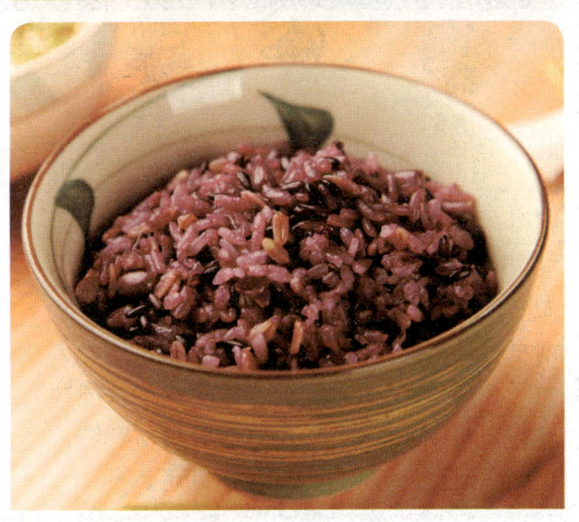

糙米

【每日适宜用量】30克

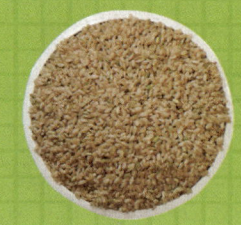

- 热量：368 千卡
- 碳水化合物：76.5 克
- 蛋白质：7.2 克
- 脂肪：2.4 克

降糖原理

糙米的血糖指数很低，食用糙米后血糖不会很快升高。糙米中含有的膳食纤维和镁元素能够有效抵抗糖尿病。糙米中的碳水化合物被粗纤维包裹，所以进入人体被消化吸收的速度也比较慢，能够很好地帮助糖尿病患者控制血糖，平衡膳食结构。常吃糙米还能提高人体免疫力，起到预防糖尿病并发症的作用。

应用指南

 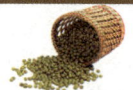 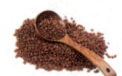 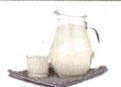

糙米　　绿豆　　红薯　　　　　红豆　　糙米　　牛奶

润肠通便、清热降糖

材料： 水发糙米200克，水发绿豆35克，红薯170克，枸杞少许

做法： 将红薯洗净去皮后切块。砂锅中注入清水烧开，倒入糙米和绿豆，烧开后用小火煮约60分钟；倒入红薯，撒上枸杞，搅拌均匀，再用小火续煮15分钟至食材熟透；搅拌片刻后，将煮好的粥盛出即可。

健脾益胃、稳定血糖

材料： 小米100克，鸡蛋1个，胡萝卜20克，葱花少许

做法： 准备好的红豆、燕麦和糙米装入碗中，淘洗干净，倒掉淘洗的水；碗中加入牛奶，再放入巴旦木仁；将装有食材的碗放入烧开的蒸锅中，用中火蒸40分钟，至食材完全熟透取出即可。

糙米燕麦

材料： 燕麦 30 克，水发大米、水发糙米、水发薏米各 85 克

做法

①碗中倒入适量清水，放入准备好的原料，将碗中的原料淘洗干净。②将淘洗净的原料装入另一个碗中，加入适量清水，放入烧开的蒸锅中，盖上盖，用中火蒸 30 分钟，至食材熟透。③揭开盖，把蒸好的糙米燕麦饭取出即可。

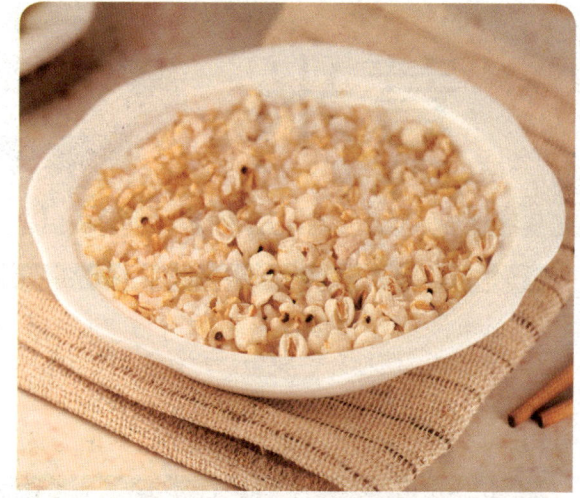

杂豆糙米粥

材料： 水发糙米 100 克，水发芸豆 90 克，水发绿豆 80 克，水发红豆 80 克，水发大米 90 克

做法

①砂锅中注入适量清水烧开，倒入洗净的糙米、芸豆、绿豆、红豆、大米，搅拌匀，盖上盖，煮沸后用小火煮约 30 分钟，至米粒变软，搅拌均匀。②关火后盛出煮好的杂豆糙米粥，装入碗中即可。

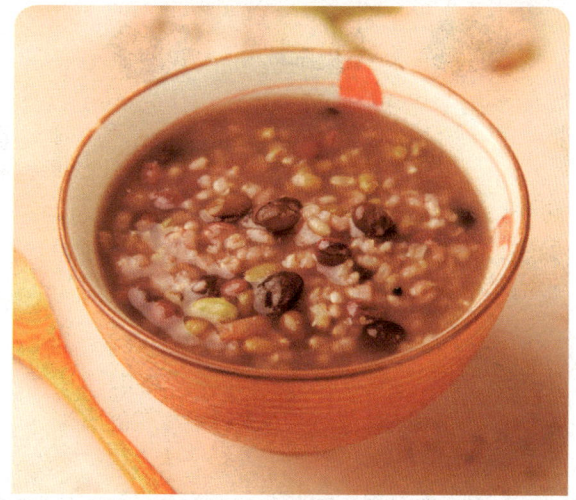

薏米

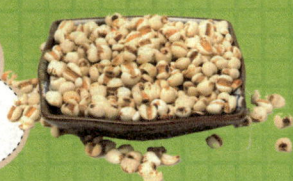

【每日适宜用量】30~50 克

- 热量：357 千卡
- 碳水化合物：71.1 克
- 蛋白质：12.8 克
- 脂肪：3.3 克

降糖原理

薏米含有膳食纤维、维生素 B_1、维生素 B_2、烟酸等营养成分以及多种人体必需氨基酸，具有降血糖、降血压、抗菌、抗病毒等作用。常吃薏米可降压、利尿，对于预防和治疗糖尿病的多种并发症，如高脂血症、高血压、冠心病等，都有很好的调理作用。常吃薏米还可滋润皮肤，有助于缓解糖尿病患者常见的皮肤干燥、瘙痒等问题。

应用指南

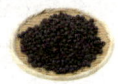 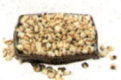 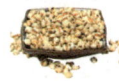

黑豆　　薏米　　大米　　　　薏米　　绿豆　　莲藕

健脾补肾、防治便秘

材料： 黑豆 30 克，薏米 30 克，大米 50 克

做法： 碗中装入适量清水，放入准备好的黑豆、薏米；将碗中的食材淘洗一遍，加入适量清水浸泡 6~8 小时，与淘洗干净的大米一同放入电饭锅中，选择"煮饭"功能，跳闸后插电再焖 15~30 分钟，做成米饭即可。

降糖降压、软化血管

材料： 薏米、绿豆各 100 克，莲藕 180 克

调料： 白糖 6 克

做法： 将莲藕洗净去皮，切片。砂锅中注水烧开，倒入洗好的薏米、绿豆、藕片，盖上盖，烧开后转小火煮 20 分钟至食材熟软。揭开盖，放入白糖，搅拌至白糖溶化即可。

薏米山药饭

材料： 水发大米160克，水发薏米100克，山药160克

做法

① 将洗净去皮的山药切片，再切成条，改切成丁，备用。② 砂锅中注入适量清水烧开，倒入洗好的大米、薏米，放入切好的山药，拌匀，盖上锅盖，煮开后用小火煮30分钟至食材熟透。③ 关火后揭开锅盖，盛出煮好的粥，装入碗中即可。

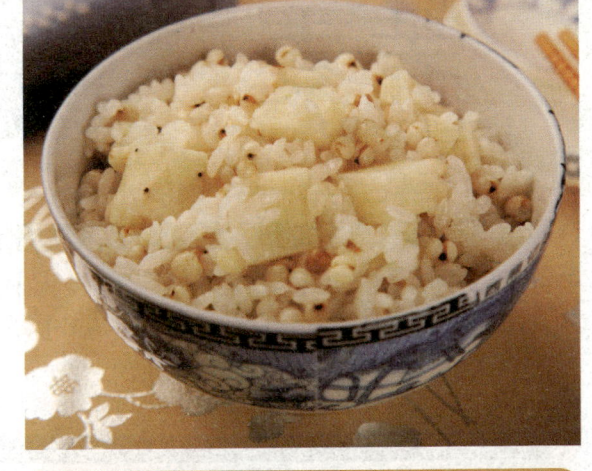

薏米荞麦粥

材料： 薏米75克，荞麦60克

做法

① 砂锅中注入适量清水烧热，倒入备好的薏米、荞麦，搅拌均匀。② 盖上锅盖，烧开后用小火煮约40分钟至其熟软，揭开锅盖，持续搅拌一会儿。③ 关火后盛出煮好的粥，装入碗中即可。

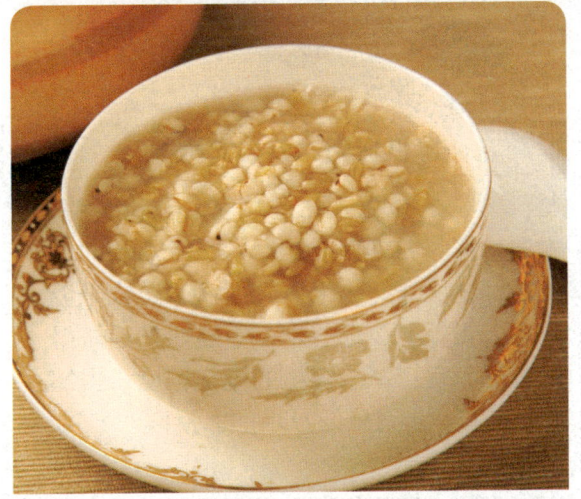

荞麦

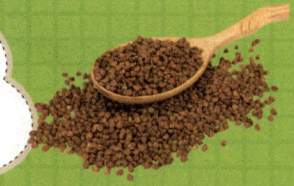

【每日适宜用量】50~100克

- 热量：324千卡
- 碳水化合物：73克
- 蛋白质：9.3克
- 脂肪：2.3克

降糖原理

荞麦含有丰富的黄酮、镁、铬等元素，具有降低血糖的作用。荞麦还含有丰富的膳食纤维，一方面能改善葡萄糖耐量，帮助人体代谢葡萄糖；另一方面能促进排便，从而减缓餐后血糖上升的速度。荞麦中含有丰富的油酸、亚油酸等不饱和脂肪酸，对预防高血糖、高血脂造成的血管和神经系统损伤、高血压、冠心病等常见并发症都有一定的效果。

应用指南

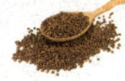 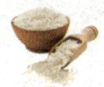 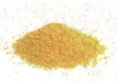 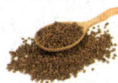 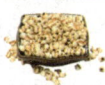

荞麦　　大米　　小米　　　　　糙米　　荞麦　　薏米

降低血脂、养心安神

材料： 荞麦30克，大米30克，小米30克

做法： 将荞麦洗净，用清水浸泡2~3小时，与淘净的大米、小米一同入锅，做成米饭即可。做饭时少添些水，不要把米饭做得太软烂，可以减少淀粉的糊化程度，虽然口感较硬，但可降低餐后血糖水平。

益气健脾、预防便秘

材料： 糙米60克，荞麦20克，薏米20克，燕麦仁20克

做法： 将荞麦、薏米倒入碗中，倒入适量清水，淘洗干净，一同浸泡4小时，和淘洗净的糙米一同放入电饭锅，添加适量清水，选择"煮饭"功能，做成米饭即可。

金针菇海蜇荞麦面 (特别推荐)

材料： 金针菇65克，香辣海蜇120克，荞麦面90克，蒜末、葱花各少许

调料： 盐、生抽、陈醋、芝麻油各适量

做法

① 锅中注水烧开，倒入荞麦面，大火煮至其熟软；倒入金针菇，煮至断生；一同捞出，置于凉开水中，浸泡后捞出装碗。② 放入蒜末、葱花、香辣海蜇、调味料，拌匀至食材入味。③ 将拌好的荞麦面装入盘中即可。

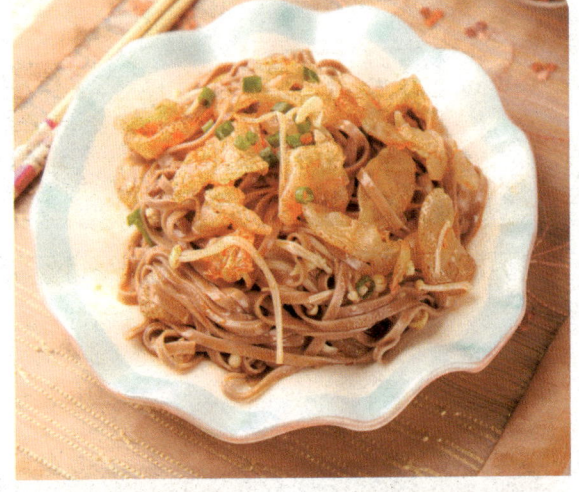

荞麦菜卷 (特别推荐)

材料： 荞麦粉110克，鸡蛋1个，牛肉100克，胡萝卜80克，彩椒85克

调料： 盐、鸡粉、食用油适量各适量

做法

① 各食材切好；牛肉加调料腌渍；荞麦粉加鸡蛋调匀摊成饼，两面煎熟，切成长条。② 胡萝卜、彩椒焯水。③ 用油起锅，放牛肉、胡萝卜、彩椒炒熟，加盐、鸡粉调味，盛出放入面皮中，卷起即可。

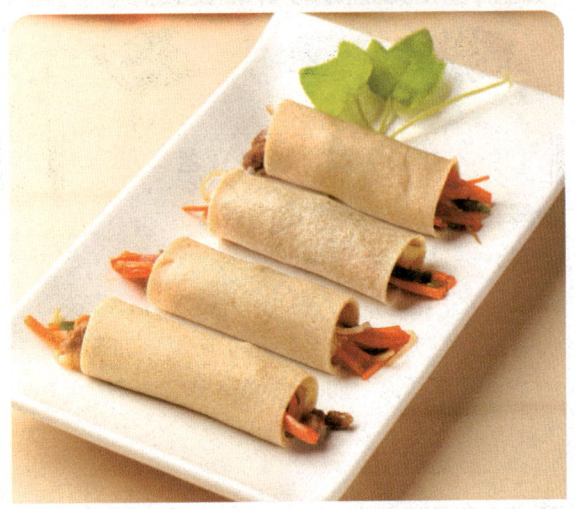

黑豆

【每日适宜用量】 30克

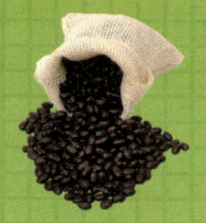

- 热量：381 千卡
- 碳水化合物：33.6 克
- 蛋白质：36 克
- 脂肪：15.9 克

降糖原理

黑豆是高蛋白、低热量的保健食品，其蛋白质含量比黄豆更高，达 40%~45%。黑豆中含亚油酸、亚麻酸等多种不饱和脂肪酸，占脂肪总量的 80%。黑豆中含有大量的膳食纤维，可防治便秘，延缓餐后血糖的上升。黑豆中含有的镁、钙等营养元素，可以有效地调节血糖，有助于糖尿病患者控制病情。

应用指南

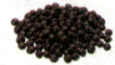 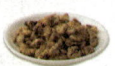 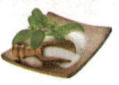

黑豆　　核桃仁　　白糖

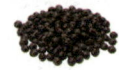 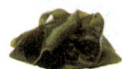 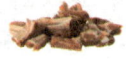

黑豆　　海带　　猪精排

排毒养颜、延缓衰老

材料： 黑豆60克，核桃仁20克

调料： 白糖5克

做法： 将黑豆洗净、浸泡6小时左右；核桃仁砸碎，与黑豆一起放入豆浆机中，加适量清水，打成豆浆，加入适量白糖，调匀即可饮用。

益气补虚、解毒通便

材料： 黑豆50克，海带100克，猪精排200克，姜片、葱段各适量

调料： 料酒、盐、鸡粉各适量

做法： 将黑豆泡发；海带切块；排骨斩小块，余烫去血水。所有材料入锅，加水和料酒炖煮至熟透，放少许盐、鸡粉调味即可。

黑豆玉米窝头

材料：黑豆末200克，面粉400克，玉米粉200克，酵母6克

调料：盐2克

做法

① 将所有材料倒入碗中，搅拌匀，倒入温水，揉成面团，盖上干净毛巾，静置10分钟醒面后，把面团制成小剂子。② 取蒸盘，刷上食用油，把剂子放入蒸盘中，发酵15分钟，开火蒸熟取出即可。

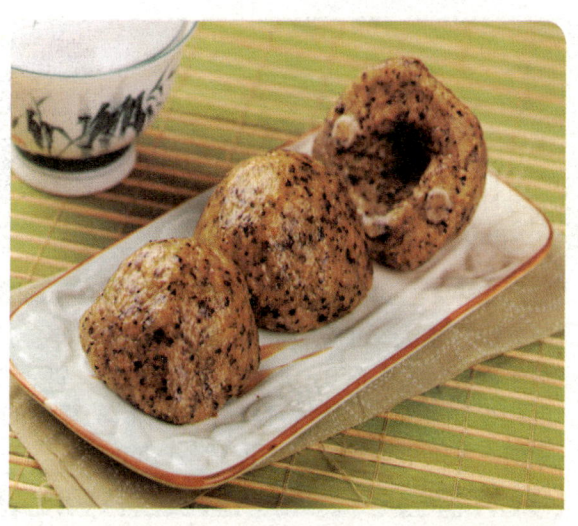

马蹄黑豆浆

材料：马蹄120克，水发黑豆70克

调料：白糖少许

做法

① 将马蹄洗净去皮，切小块；黑豆洗净；备用。② 取豆浆机，倒入黑豆、马蹄，加入白糖，注入清水，至水位线即可，选择"开始"键，开始打浆。③ 断电后取下机头，倒出豆浆，滤入容器中，将滤好的豆浆倒入碗中，待稍微放凉后即可饮用。

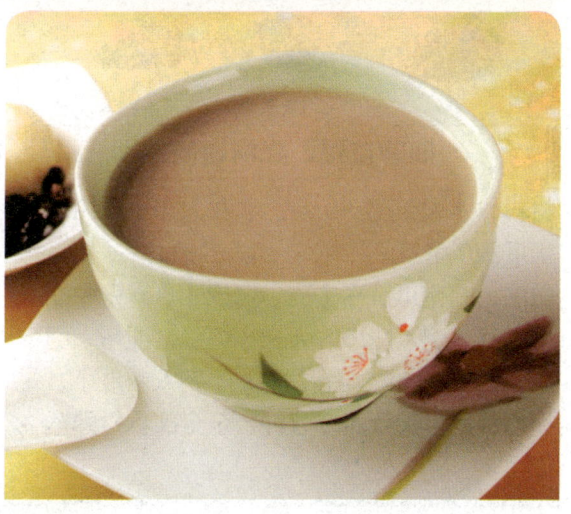

红豆

【每日适宜用量】20~30克

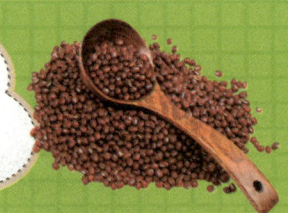

- 热量：309 千卡
- 碳水化合物：63.4 克
- 蛋白质：20.2 克
- 脂肪：0.6 克

降糖原理

中医认为，红豆有健脾利水、解毒消痈、利湿热等作用。红豆中含有丰富的维生素A、维生素B_1、维生素B_2、烟酸及钙、磷、铁、钾、硒等营养物质。红豆中含有丰富的膳食纤维，可减少肠道对胆固醇的吸收，并降低葡萄糖的吸收速率，有降低餐后血糖水平、维持血糖稳定和降低血液中低密度脂蛋白的作用。

应用指南

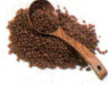 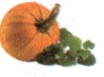 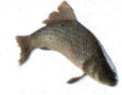 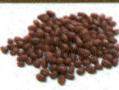

红豆　　　大米　　　南瓜　　　　　　鲫鱼　　　红豆　　　姜片

健脾益胃、降糖通便

材料： 水发红豆85克，水发大米100克，南瓜120克

做法： 将南瓜洗净去皮，切成丁。砂锅中注水烧开，倒入洗净的大米、红豆，搅匀，用小火煮30分钟，至食材软烂。倒入南瓜丁，搅匀，用小火续煮5分钟，至全部食材熟透即可。

补益脾胃、通利小便

材料： 鲫鱼1条，红豆150克，姜片适量

调料： 料酒、盐、花生油各适量

做法： 将鲫鱼处理干净、洗净擦干；红豆洗净浸泡3小时左右。锅内放少许油烧热，将鲫鱼煎至两面金黄，放入汤锅中，加适量清水、红豆、姜片、料酒，炖至鱼与红豆熟透，加盐调味即可。

红豆薏米饭

材料： 水发红豆100克，水发糙米90克，水发薏米90克

做法

① 将发好的糙米装入碗中，放入发好的薏米和红豆，搅拌匀。② 碗中注入适量清水，将碗放入烧开的蒸锅，加盖，中火蒸30分钟至熟。③ 揭开盖子，取出蒸好的红豆薏米饭即可。

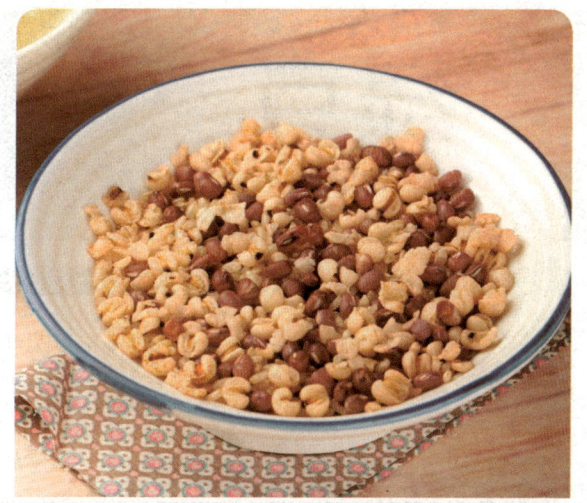

小麦红豆玉米粥

材料： 水发小麦80克，水发红豆90克，水发大米130克，鲜玉米粒90克

调料： 盐2克

做法

① 砂锅中注入清水烧开，倒入洗净的大米、玉米、小麦、红豆，搅拌均匀。② 盖上盖子，烧开后用小火煮40分钟，至食材熟透；揭盖，放入盐，拌匀调味。③ 关火后将煮好的粥盛出，装入碗中即可。

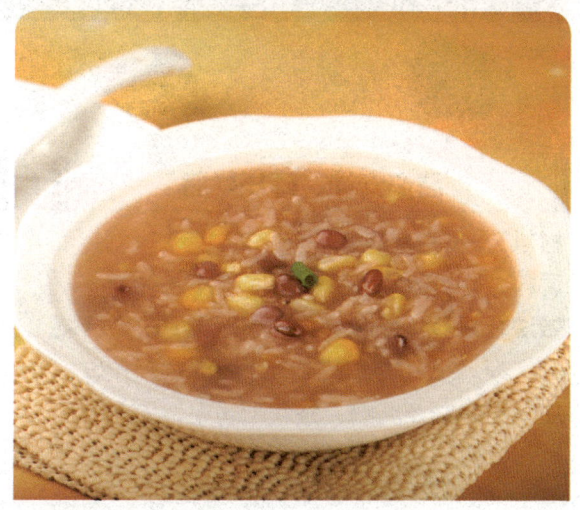

绿豆

【每日适宜用量】30克

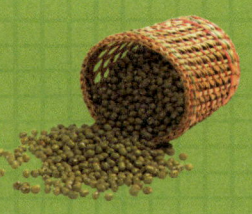

- 热量：316千卡
- 碳水化合物：62克
- 蛋白质：21.6克
- 脂肪：0.8克

降糖原理

绿豆含有丰富的B族维生素以及铁、镁、钾等多种营养元素，有降低血糖、生津止渴、消肿利尿等作用，有"济世之食谷"的美称，适合糖尿病并发肾病的患者食用。绿豆中的某些活性成分还具有抗菌抑菌、抗肿瘤、提高免疫力的作用，常吃绿豆对高血压、高脂血症有显著的预防及治疗作用，并能减轻冠状动脉的病变。

应用指南

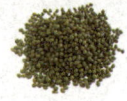 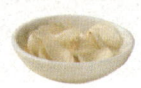 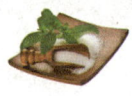

绿豆　　鲜百合　　白糖

清心安神、降压降脂

材料： 绿豆50克，鲜百合100克

调料： 白糖5克

做法： 绿豆洗净，清水浸泡数小时；百合剥开洗净。绿豆放入锅中，加清水煮至熟软，放入百合同煮至熟，盛入汤碗中，加入白糖调匀即可。

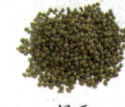 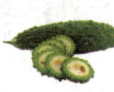 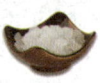

绿豆　　苦瓜　　冰糖

清热解毒、消肿止渴

材料： 水发绿豆200克，苦瓜100克

调料： 冰糖40克

做法： 苦瓜洗净切小块。砂锅中注水烧开，倒入水发绿豆，搅匀，煮沸后用小火煮约40分钟；倒入切好的苦瓜，加入冰糖，搅匀后续煮10分钟至冰糖溶化即可。

绿豆高粱粥

材料： 水发绿豆80克，水发高粱100克，水发薏米80克

做法

①砂锅中注入适量清水烧热，倒入洗好的高粱、绿豆、薏米，搅拌均匀，盖上盖，大火烧开后用小火煮约30分钟至所有食材熟透，搅拌均匀。②关火后盛出煮好的粥，晾凉即可食用。

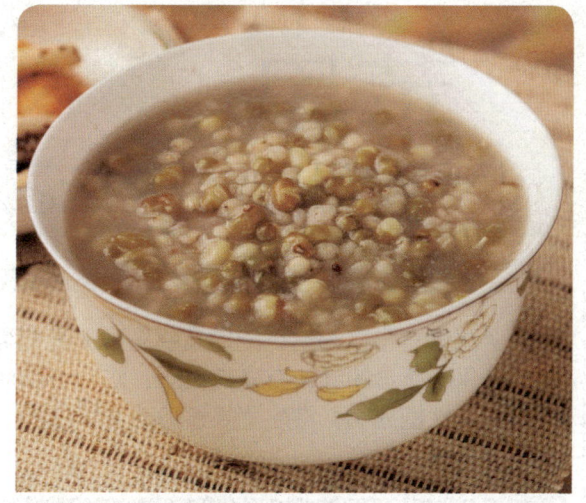

海藻绿豆粥

材料： 水发大米150克，水发绿豆100克，水发海藻90克

调料： 盐少许

做法

①砂锅中注清水烧开，倒入洗净的绿豆、大米，煮沸后用小火煲煮60分钟，至米粒变软，撒上海藻，搅拌匀。②转中火续煮至食材熟透，加入盐，拌煮至米粥入味。③关火后盛出绿豆粥，装入汤碗即可。

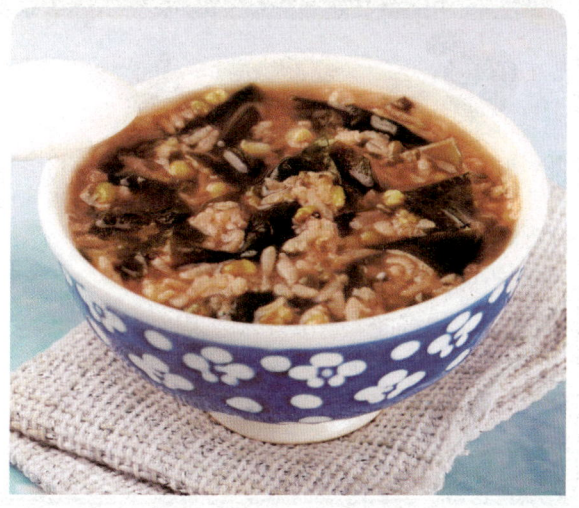

苹果

【每日适宜用量】 50~100克

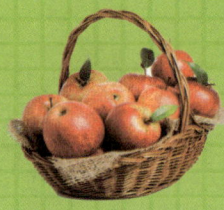

- 热量：52千卡
- 碳水化合物：13.5克
- 蛋白质：0.2克
- 脂肪：0.2克

降糖原理

苹果含有丰富的铬，能提高胰岛素促进葡萄糖进入细胞内的效率，是重要的血糖调节剂。苹果中所含的钾，有降低血压、防治心脑血管并发症的作用；苹果酸可以稳定血糖，预防老年性糖尿病。常吃苹果还能改善糖尿病患者的新陈代谢，预防高脂血症、皮肤干燥瘙痒等多种并发症。

应用指南

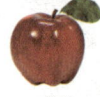  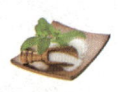 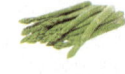 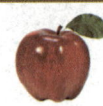

苹果　　胡萝卜　　白糖　　　　　　芦笋　　生菜　　苹果

调节血压、促进排便

材料： 苹果50克，胡萝卜50克

调料： 白糖5克

做法： 苹果洗净、去皮并去除果核，切成小丁块；胡萝卜洗净，去皮切小块。取来榨汁机，将苹果丁、胡萝卜丁放入搅拌机中，加适量凉开水、白糖搅打成汁即可。

开胃消食、降压降糖

材料： 芦笋100克，生菜50克，苹果150克，柠檬1/3个

做法： 芦笋洗净，切成小块；生菜洗净，撕碎；苹果洗净，去皮去籽，切成小块；柠檬洗净，切小块。将材料一起放入榨汁机中，榨出汁，倒入杯中即可。

蜜柚苹果猕猴桃沙拉

材料： 柚子肉 120 克，猕猴桃 100 克，苹果 100 克，巴旦木仁 35 克，枸杞 15 克
调料： 酸奶 10 克
做法

① 洗净的猕猴桃去皮切块；洗好的苹果去核切块；柚子肉分成小块。② 将处理好的果肉装入碗中，放入酸奶，加入巴旦木仁、枸杞，搅拌片刻，使食材入味。③ 将拌好的水果沙拉盛出，装入盘中即可。

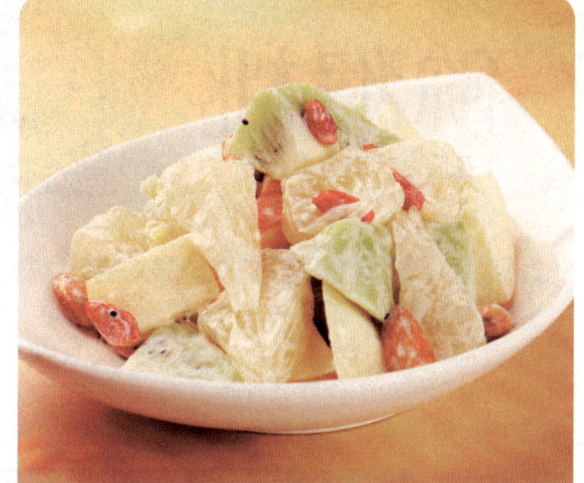

黄瓜苹果汁

材料： 黄瓜 120 克，苹果 120 克
调料： 蜂蜜 15 毫升
做法

① 洗好的黄瓜切成丁；洗净的苹果切瓣，去核，再切成小块。② 取榨汁机，选择搅拌刀座组合，倒入切好的黄瓜和苹果，倒入适量矿泉水，选择"榨汁"功能，榨取果蔬汁，加入适量蜂蜜，搅拌均匀。③ 将榨好的果蔬汁倒入杯中即可。

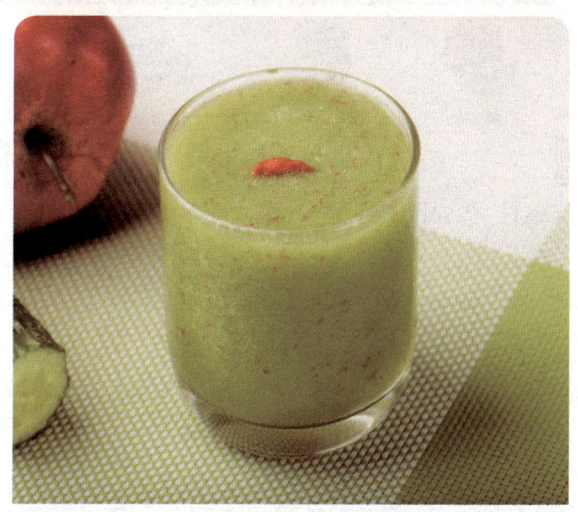

猕猴桃

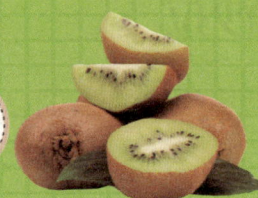

【每日适宜用量】1~2个

- 热量：56 千卡
- 碳水化合物：14.5 克
- 蛋白质：0.8 克
- 脂肪：0.6 克

降糖原理

猕猴桃含有丰富的维生素 C，能预防糖尿病引起的心脑血管疾病以及感染性疾病；其中还含有一种天然糖醇类物质——肌醇，对调节糖代谢、降低血糖有很好的疗效。猕猴桃中的果胶属于可溶性膳食纤维，可减少肠道对胆固醇的吸收、减缓对葡萄糖的吸收，有降低餐后血糖水平、维持血糖稳定和降低血液中低密度脂蛋白的作用。

应用指南

  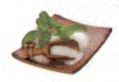

猕猴桃　　生菜　　白糖　　　　猕猴桃　　香蕉　　冰块

清热止渴、开胃消食

材料： 猕猴桃 200 克，生菜 100 克

调料： 白糖 5 克

做法： 猕猴桃剥去果皮，取果肉切丁；生菜洗净后切段，煮熟后放入冰水浸泡片刻，沥干。将所有材料倒入榨汁机内榨成汁，加入白糖，搅拌均匀即可。

生津止渴、润肠通便

材料： 猕猴桃 2 个，香蕉 1 根，冰块适量

做法： 猕猴桃洗净、去皮，切成小块备用；香蕉去皮，切块待用。将猕猴桃、香蕉放入果汁机中，加入冷开水、冰块搅打均匀，倒入杯中即可。

猕猴桃炒虾球

材料：猕猴桃、胡萝卜、虾各60克，鸡蛋1个
调料：盐4克，水淀粉、食用油各适量
做法
① 各食材切好备用；虾仁去虾线，加盐腌渍；鸡蛋打入碗中，放盐调匀。② 锅中注水烧开，放入盐、胡萝卜，煮至断生捞出；热锅注油，倒入虾仁，炸至转色捞出；锅底留油，倒入蛋液炒熟。③ 用油起锅，倒入所有食材和调料炒至入味即可。

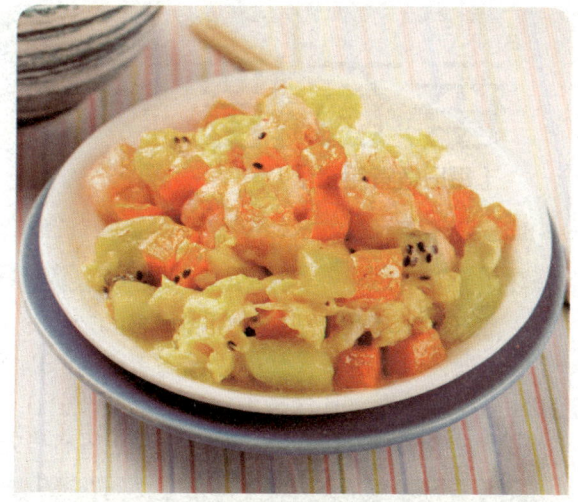

水果魔方

材料：西瓜100克，猕猴桃100克，火龙果100克，樱桃1个，薄荷叶适量
做法
① 西瓜洗净去皮切小方块；猕猴桃洗净去皮切小方块；火龙果洗净去皮切小方块，备用。② 将所有切好的水果放入盘中摆放整齐成魔方，将薄荷叶和1个樱桃放在魔方上面即可。

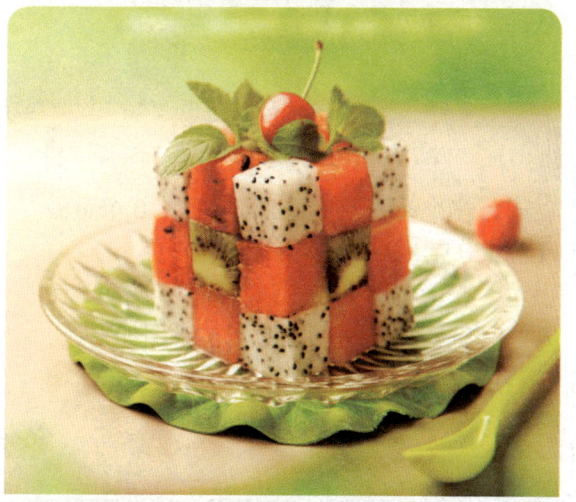

番石榴

【每日适宜用量】1个

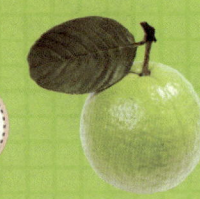

- 热量：41 千卡
- 碳水化合物：14.2 克
- 蛋白质：1.1 克
- 脂肪：0.4 克

降糖原理

番石榴能够有效减轻糖尿病患者的"三多一少"症状。番石榴中的有效成分可以显著降低血糖，对于健康人和糖尿病患者都有降糖效果，但是效果维持的时间比较短。番石榴富含多种维生素，且含高蛋白质，这些成分在体内参与糖的代谢，有利于体内多余糖分的排出，对糖尿病、高血压、冠心病等患者有良好的食疗作用。

应用指南

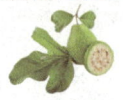 

番石榴　　金橘　　苹果

清热解毒、涩肠止泻

材料： 半个番石榴（约200克），8个金橘（约150克），1个苹果（约250克）

做法： 将番石榴、金橘、苹果分别洗净，切块，一起放入榨汁机中，加入50毫升冷开水，搅打成果泥状，滤出果汁即可。

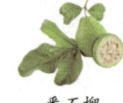 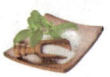

番石榴　　苹果　　白糖

降低血糖、涩肠止泻

材料： 番石榴、苹果各150克

调料： 白糖5克

做法： 番石榴洗净，切成小块；苹果洗净，削去果皮，去除果核，切成小丁块。取来备好的榨汁机，将苹果、番石榴放进榨汁机，加入适量清水、白糖，榨汁即可。

番石榴水果沙拉 (特别推荐)

材料： 番石榴120克，柚子肉100克，圣女果100克，牛奶30毫升
调料： 沙拉酱10克
做法

① 洗净的圣女果切小块；柚子肉切小块；番石榴切瓣，改切小块。② 把切好的水果装入碗中，倒入牛奶，加沙拉酱，搅拌均匀。③ 把拌好的水果沙拉盛出，装入盘中即可。

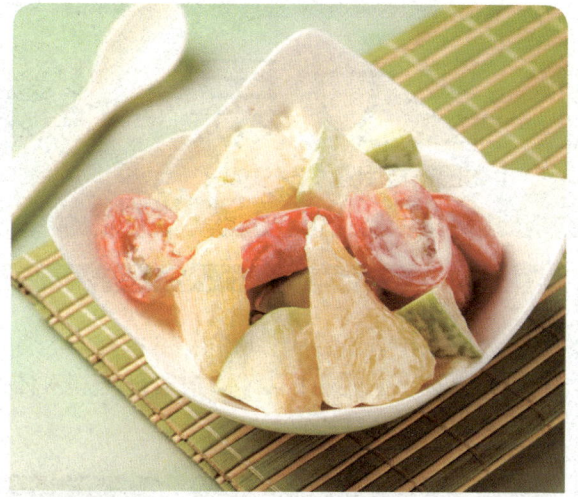

番石榴西芹汁 (特别推荐)

材料： 番石榴150克，西芹100克
做法

① 洗净的西芹切成段；洗好的番石榴对半切开，切成瓣，再切小块，备用。② 锅中注入适量清水烧开，放入西芹，焯煮片刻捞出，沥干水分，待用。③ 取榨汁机，选择搅拌刀座组合，将西芹、番石榴倒入榨汁机中，倒入适量矿泉水，选择"榨汁"功能，榨取番石榴西芹汁即可。

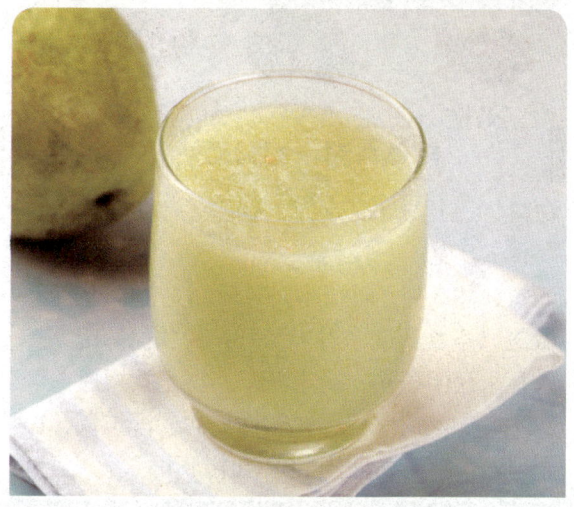

圣女果

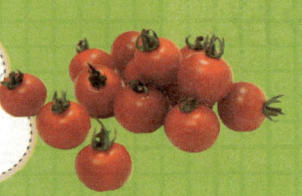

【每日适宜用量】50~100克

- 热量：22千卡
- 碳水化合物：5.8克
- 蛋白质：1克
- 脂肪：0.2克

降糖原理

圣女果中含有谷胱甘肽和西红柿红素等特殊物质。这些物质可促进人体的生长发育，特别可促进小儿的生长发育，并且能增加人体抵抗力，延缓衰老，还有助于降血糖，糖尿病患者可以经常食用。

应用指南

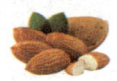
巴旦木仁

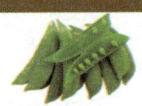
荷兰豆

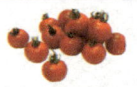
圣女果

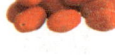
圣女果

小米

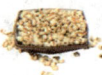
薏米

降低血脂、润肠通便

材料： 巴旦木仁30克，荷兰豆90克，圣女果100克

调料： 盐3克，橄榄油3毫升，沙拉酱15克

做法： 圣女果洗净对半切开；荷兰豆切段，入开水锅中煮熟，捞出沥干。将圣女果放入碗中，加入荷兰豆、盐、橄榄油、沙拉酱、巴旦木仁拌匀，盛出装入碗中即可。

利水渗湿、养心安神

材料： 圣女果100克，小米50克，薏米70克

调料： 白糖50克

做法： 锅中放入清水，加入洗净的薏米，加盖，大火煮20分钟；倒入洗净的小米，加盖，改小火煮20分钟；倒入洗净的圣女果，加白糖拌匀，拌匀，煮沸，盛出即可。

甜橙果蔬沙拉

材料： 橙子150克，黄瓜80克，圣女果40克，紫甘蓝35克，生菜叶60克

调料： 橄榄油、生抽各适量

做法

① 各食材洗净，切好备用。② 碗中倒入橙子、黄瓜、紫甘蓝、生菜叶、圣女果，拌匀；倒入橄榄油、生抽，拌匀调味。③ 碗中盛入拌好的果蔬沙拉即可。

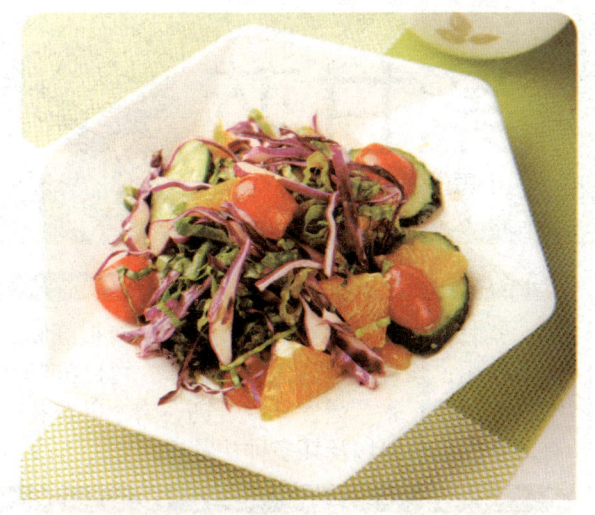

橄榄油蔬菜沙拉

材料： 鲜玉米粒90克，圣女果120克，黄瓜100克，熟鸡蛋1个，生菜50克

调料： 沙拉酱、白糖、凉拌醋、盐各适量

做法

① 各食材切好备用，锅中注水烧开，倒入玉米粒，煮至其断生捞出待用。② 黄瓜片围在盘子边沿，玉米粒装入碗中，放入材料和调料，搅拌片刻。③ 盛出拌好的食材，装入装饰好的盘中，撒上生菜即可。

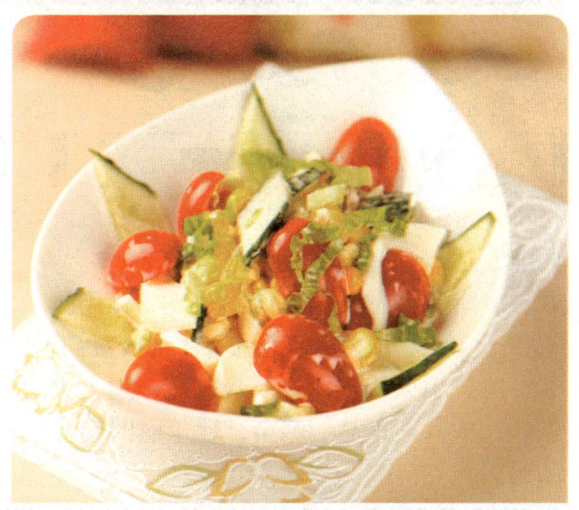

紫甘蓝

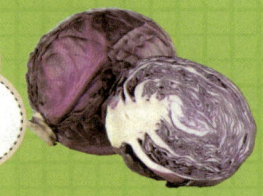

【每日适宜用量】100克

- 热量：19千卡
- 碳水化合物：6.2克
- 蛋白质：1.2克
- 脂肪：0.2克

降糖原理

紫甘蓝中含有丰富的铬元素，铬有提高胰岛素活性的作用，对血糖和血脂都有良好的调节作用；紫甘蓝中还含有花青素，可以抑制血糖上升，控制糖尿病的病情。紫甘蓝含有丰富的胡萝卜素、膳食纤维、钙、磷，以及花青素等，可以促进机体代谢，增强免疫力，有助于控制糖尿病及其多种并发症。

应用指南

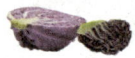 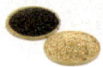 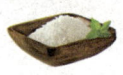 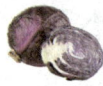 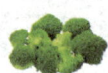

紫甘蓝　　白芝麻　　盐　　　　紫甘蓝　　西蓝花　　红薯

降压降糖、降脂减肥

材料：紫甘蓝400克，白芝麻20克
调料：盐、鸡粉、橄榄油各适量
做法：紫甘蓝洗净切丝，沥干水分，备用。锅置于火上，放入4克橄榄油，油热后下入芝麻，小火煸香；放入紫甘蓝，用大火煸炒；放入适量盐、鸡粉，炒至熟时装盘即可。

降压降糖、防癌抗癌

材料：紫甘蓝30克，西蓝花50克，红薯80克，莴笋60克
调料：沙拉酱25克
做法：紫甘蓝、莴笋切丝；西蓝花掰成小朵；红薯切片。锅中注水烧开，倒入红薯片、莴笋、西蓝花、紫甘蓝，煮熟捞出沥干，放入碗中，加沙拉酱拌匀即可。

紫甘蓝拌茭白

特别推荐

材料： 紫甘蓝150克，茭白200克，彩椒50克，蒜末少许

调料： 盐、鸡粉、陈醋、生抽、食用油适量

做法

①各食材切好备用。②锅中注入清水烧开，加食用油、茭白，煮至五成熟，加入紫甘蓝、彩椒，再煮半分钟至断生捞出。③将焯过的食材装入碗中，放入蒜末、生抽、盐、鸡粉、陈醋，搅拌均匀即可。

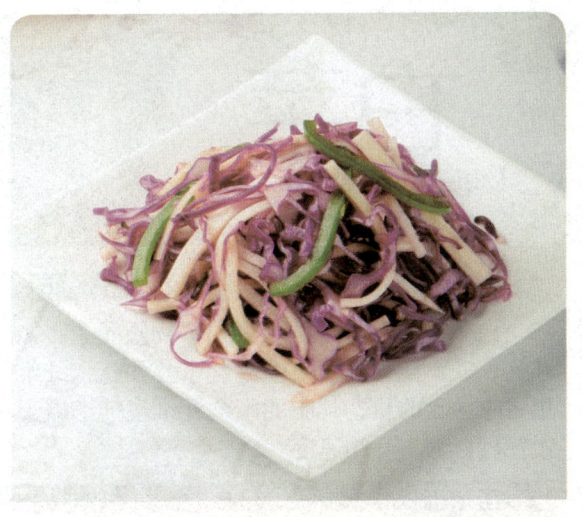

丝瓜百合炒紫甘蓝

特别推荐

材料： 丝瓜200克，紫甘蓝90克，白玉菇70克，鲜百合50克，彩椒块40克

调料： 盐、鸡粉、生抽、食用油各适量

做法

①各食材切好备用。②锅中注水烧开，加入盐、紫甘蓝、丝瓜、白玉菇，煮至食材断生后捞出待用。③用油起锅，放入蒜末、葱段及所有食材，翻炒至食材熟软，加入调料，炒匀至食材熟透即可。

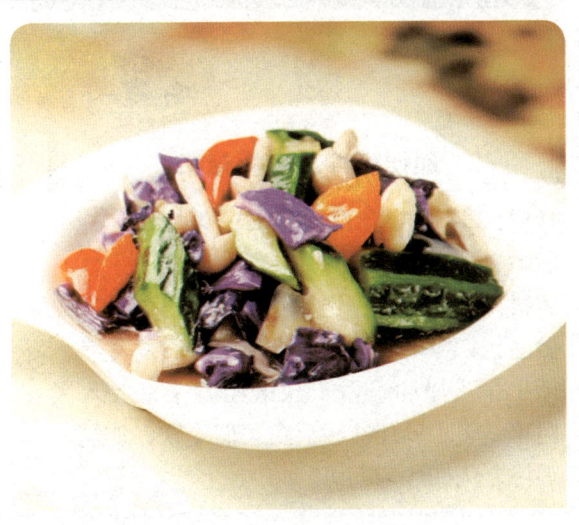

白菜

【每日适宜用量】100~200克

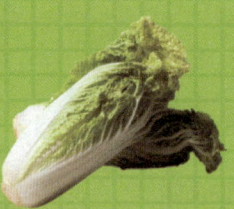

- 热量：17千卡
- 碳水化合物：3.2克
- 蛋白质：1.5克
- 脂肪：0.1克

降糖原理

白菜中含有多种维生素和矿物质元素，如胡萝卜素、维生素B_1、维生素B_2、维生素C和钙、镁、硒等。白菜中富含水分和膳食纤维，吃白菜有较强的饱腹感，可以减少糖尿病患者吃主食的量；其中的膳食纤维还能够减缓小肠对糖的吸收，并促进肠道蠕动，从而减慢餐后血糖上升的速度。

应用指南

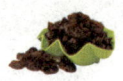 黑木耳　 大白菜　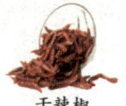 干辣椒

通便排毒、降糖降脂

材料： 干黑木耳30克，大白菜200克，干辣椒、蒜末各适量

调料： 盐、鸡粉、生抽、食用油各少许

做法： 白菜叶洗净切块；黑木耳泡发洗净，撕小朵。热油爆香干辣椒和蒜末，放入大白菜、黑木耳翻炒，至白菜稍变软，加盐、鸡粉、生抽炒匀即可。

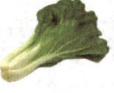 白菜　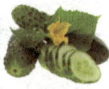 黄瓜　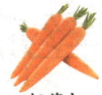 胡萝卜

清热解毒、开胃消食

材料： 白菜嫩叶100克，黄瓜100克，胡萝卜50克，粉丝50克，蒜末少许

调料： 凉拌汁适量

做法： 将白菜、黄瓜、胡萝卜分别洗净切丝。粉丝用凉水浸软，放入沸水中煮熟，捞出过凉水、沥干。将所有材料放入大碗中，加蒜末、凉拌汁拌匀即可。

白菜炒菌菇

材料： 大白菜200克，蟹味菇、香菇50克，姜片、葱段各适量

调料： 盐3克，鸡粉少许，蚝油5克，水淀粉、食用油各适量

做法

①食材切好备用。②用油起锅，放入姜片、葱段，倒入大白菜、蟹味菇、香菇，再加入蚝油、鸡粉、盐，炒匀调味，倒入少许水淀粉勾芡即可。

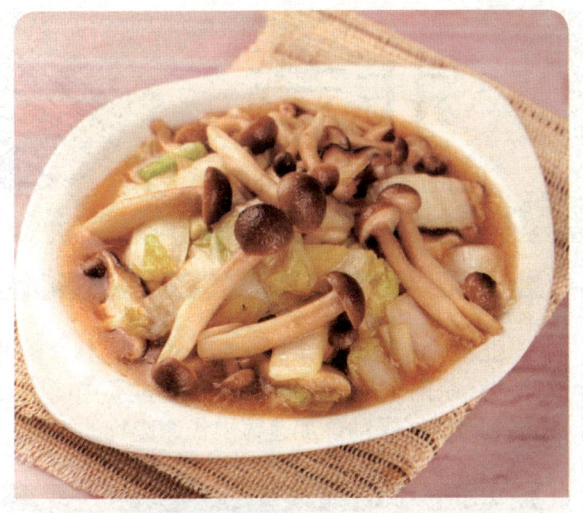

鸡汤肉丸炖白菜

材料： 白菜170克，肉丸240克，鸡汤350毫升

调料： 盐2克，鸡粉2克，胡椒粉适量

做法

①白菜洗净切去根部，切好；肉丸上切花刀备用。②砂锅中注入清水烧热，倒入鸡汤、肉丸，烧开后用小火煮20分钟；倒入白菜、调料，用大火煮5分钟至食材入味。③关火后盛出锅中的菜肴即可。

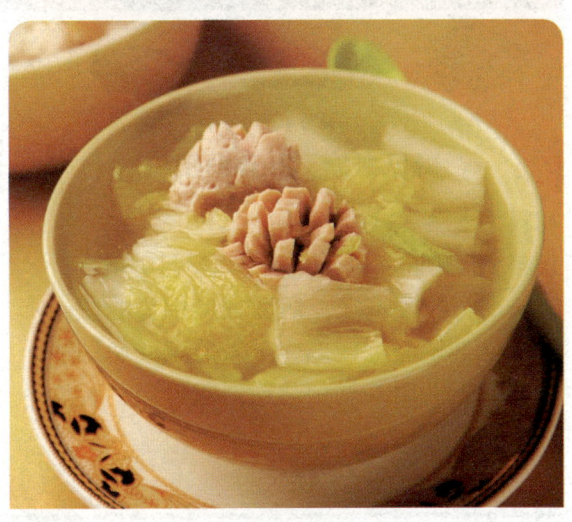

韭菜

【每日适宜用量】100克

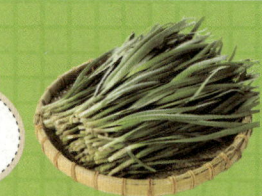

- 热量：26千卡
- 碳水化合物：4.6克
- 蛋白质：2.4克
- 脂肪：0.4克

降糖原理

韭菜中含有二十余种含硫化合物，其辛辣芳香的气味就由此而来，这些含硫化合物具有消炎、杀菌作用，还可调节血脂。韭菜中的膳食纤维也具有减少脂肪吸收、降血脂的功效，还能刺激胃肠蠕动，加速体内代谢废物的排泄。

应用指南

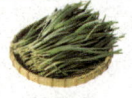 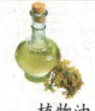 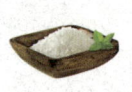 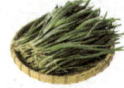 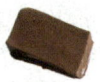

韭菜　　植物油　　盐　　　　韭菜　　猪血　　蒜

降低血糖、补肾助阳

材料： 韭菜300克

调料： 植物油4毫升，盐、鸡粉各适量

做法： 将韭菜洗净，切成长度相等的段，炒锅注油烧至七成热，下入韭菜快速翻炒至熟，最后调入盐和鸡粉一起炒匀，装盘即可。

调节血脂、润肠通便

材料： 韭菜100克，猪血150克，姜、红椒、蒜各适量

调料： 植物油4毫升，盐、鸡粉、上汤各适量

做法： 所有食材洗好切好，备用。锅中注水烧开，放入猪血汆烫捞出。锅中注油烧热，爆香蒜、姜、红椒，加入猪血、韭菜、上汤及盐、鸡粉煮入味即可。

松仁炒韭菜
（特别推荐）

材料：韭菜120克，松仁80克，胡萝卜45克
调料：盐、鸡粉各2克，食用油适量
做法

① 洗净食材；韭菜切段；胡萝卜去皮切丁。锅中注水烧开，加盐、胡萝卜丁，煮至断生捞出。② 炒锅中注油，烧至三成热，倒入松仁，炸至熟透后捞出。③ 锅底留油烧热，倒入胡萝卜、韭菜、松仁、调料，快速翻炒至食材熟即可。

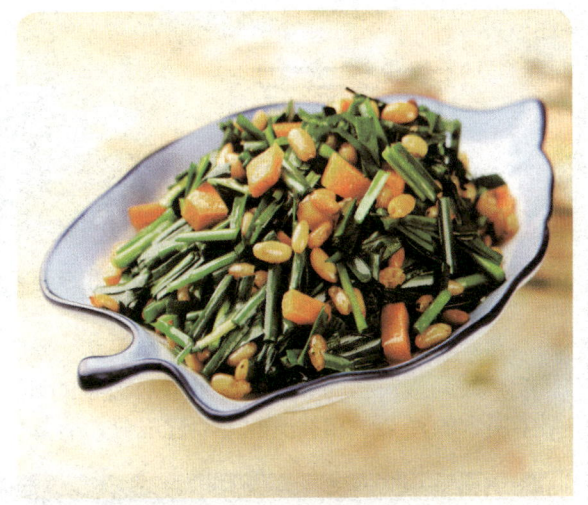

绿豆芽韭菜汤
（特别推荐）

材料：绿豆芽80克，韭菜100克
调料：盐3克，鸡粉2克，食用油适量
做法

① 洗净的韭菜切成段；切好的韭菜装入盘中，备用。② 用油起锅，倒入韭菜，翻炒片刻；放入洗好的绿豆芽，翻炒匀；倒入约400毫升清水，用大火煮沸；加入适量盐、鸡粉，用锅勺拌匀调味。③ 把煮好的豆芽韭菜汤盛出，装入碗中即可。

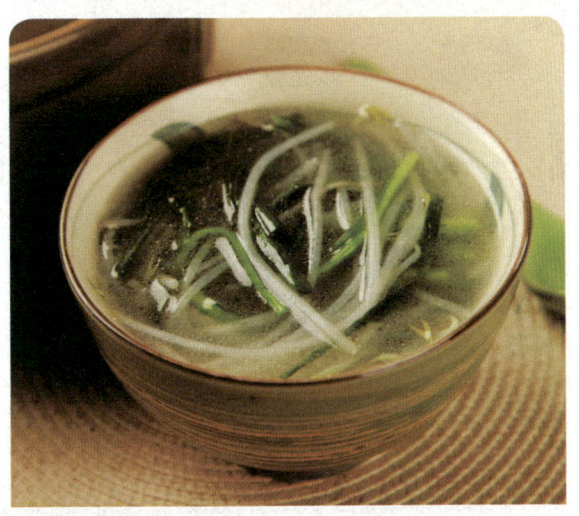

芹菜

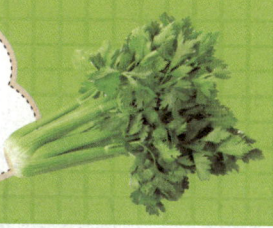

【每日适宜用量】80~100克

- 热量：20千卡
- 碳水化合物：4.5克
- 蛋白质：1.2克
- 脂肪：0.2克

降糖原理

芹菜中的水分、膳食纤维含量都很高，食后有较强的饱腹感，既能减少主食的摄入量，又能减缓肠道对糖的吸收，降低餐后血糖的升高幅度，使糖尿病患者的血糖相对稳定；芹菜中所含的芹菜碱和甘露醇等活性成分，有降低血糖的作用。

应用指南

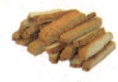 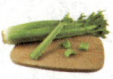 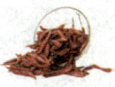

香干　　　芹菜　　　干辣椒

清热除烦、排毒通便

材料： 香干300克，芹菜200克，干辣椒适量，姜末、蒜末各少许

调料： 盐、鸡粉、植物油各适量

做法： 香干洗净切条；芹菜洗净切段；干辣椒洗净，剪成小段。锅中加入植物油烧热，下姜末、蒜末、干辣椒段、香干、芹菜炒匀；加盐、鸡粉调味，炒至入味即可。

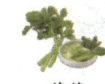 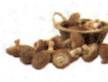

芹菜　　　香菇　　　红椒

降压降脂、预防肿瘤

材料： 芹菜100克，水发香菇150克，红椒10克

调料： 盐、白糖、水淀粉、食用油各适量

做法： 各食材洗切好；香菇焯水后捞出。用油起锅，倒入红椒丝、芹菜、香菇，翻炒食材至熟；转中火，加入盐、鸡粉、白糖、水淀粉炒匀勾芡即可。

芹菜拌海带丝

材料：水发海带100克，芹菜梗85克，胡萝卜35克

调料：盐、芝麻油、凉拌醋、食用油各少许

做法

① 各食材洗净切好备用。② 锅中注水烧开，加盐、食用油、海带丝、胡萝卜丝煮约1分钟，再倒入芹菜梗，煮至食材断生后捞出。③ 将焯煮过的食材装碗中，加入调料，搅拌至食材入味即可。

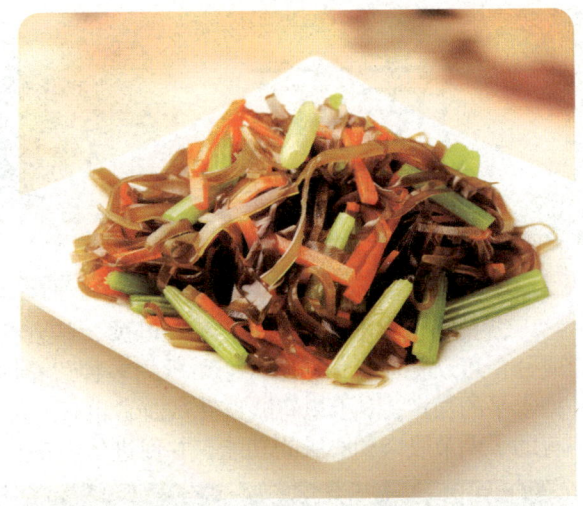

枸杞芹菜炒香菇

材料：芹菜120克，鲜香菇100克，枸杞20克

调料：盐、鸡粉、水淀粉、食用油各适量

做法

① 洗净的鲜香菇切成片；洗好的芹菜切成段备用。② 用油起锅，倒入香菇、芹菜，翻炒均匀；注入少许清水，炒至食材变软；撒上枸杞，翻炒片刻；加入少许盐、鸡粉、水淀粉，炒匀调味。③ 关火后盛出炒好的菜肴，装入盘中即可。

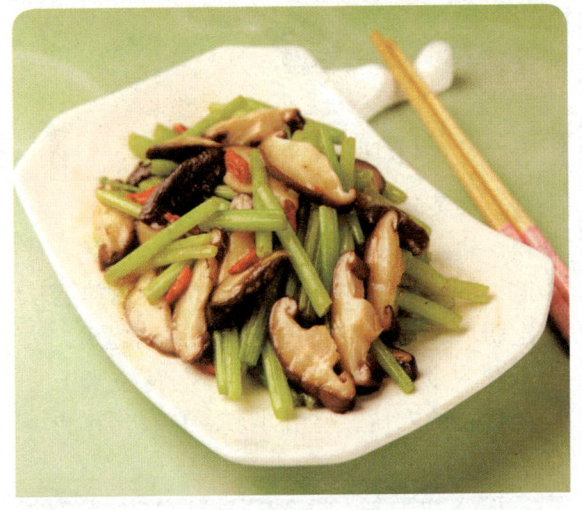

菠菜

【每日适宜用量】 30克

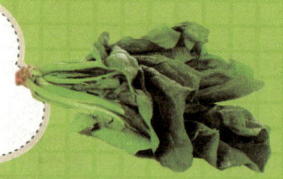

- 热量：24千卡
- 碳水化合物：4.5克
- 蛋白质：2.6克
- 脂肪：0.3克

降糖原理

菠菜中含有丰富的胡萝卜素、叶酸、膳食纤维、钙、铁及多种维生素、矿物质等营养成分，可以补充身体新陈代谢所需的多种营养物质。糖尿病患者常吃菠菜，有利于维持血糖水平的稳定，对于患有缺铁性贫血者也有一定的辅助治疗效果。菠菜中的钾含量也很高，有助于调节肌肉和心脏的功能，并促进体内钠盐的排泄，降低及稳定血压。

应用指南

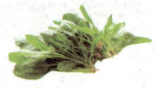 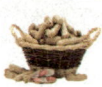 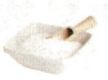 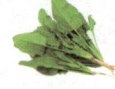 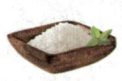

菠菜　　花生米　　盐　　　　　菠菜　　牛肉丝　　盐

调节血糖、润肠通便

材料： 菠菜300克，花生米50克

调料： 盐、鸡粉、芝麻油、食用油各适量

做法： 菠菜去根洗净，入开水锅中氽熟后捞出沥水；花生米洗净，沥水。用油起锅，下入花生米炸熟；加入菠菜，与花生米一同拌炒；调入盐、鸡粉拌匀，淋入芝麻油即可。

强身健体、开胃健脾

材料： 大骨汤200毫升，菠菜、面线各100克，牛肉丝30克

调料： 盐适量

做法： 菠菜洗净切末；牛肉切丝；面线剪小段，备用。将大骨汤倒入锅中加热，放入牛肉丝、菠菜煮熟，加盐调味；再放入面线，煮熟即可。

芝麻洋葱拌菠菜

材料： 菠菜 200 克，洋葱 60 克，白芝麻 3 克，蒜末少许

调料： 盐、生抽、芝麻油、植物油各少许

做法

① 各食材洗净切好备用。② 锅中注水烧开，淋入植物油，先放菠菜焯煮半分钟，再倒入洋葱煮半分钟后一起捞出。③ 将菠菜、洋葱装入碗中，加入调料，搅拌均匀，撒上白芝麻即可。

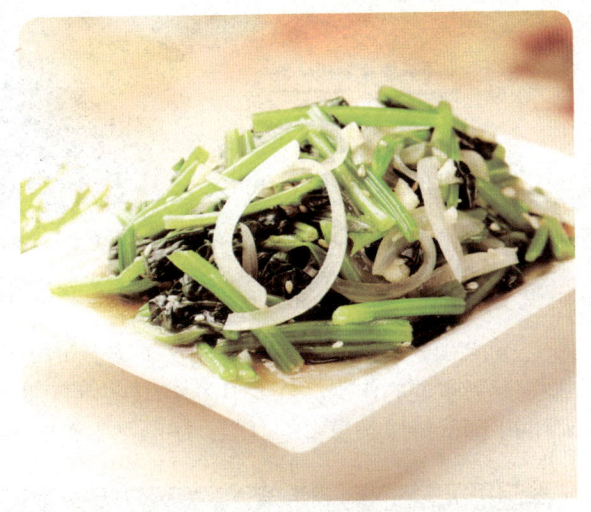

包菜菠菜汤

材料： 包菜 120 克，菠菜 70 克，水发粉丝 200 克，高汤 300 毫升，姜丝、葱丝各少许

调料： 芝麻油、盐各少许

做法

① 洗净的菠菜切段；包菜去根，再切成细丝，待用。② 锅中注入清水烧热，倒入高汤、姜丝、葱丝、菠菜、包菜、粉丝，转中火略煮至食材熟透，淋入芝麻油、盐，搅拌匀。③ 关火后盛出煮好的汤料即可。

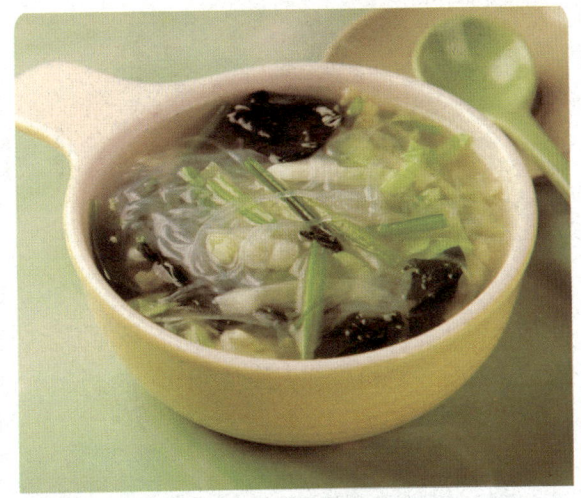

苋菜

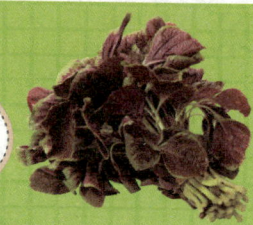

【每日适宜用量】80~100克

- 热量：25千卡
- 碳水化合物：5克
- 蛋白质：2.8克
- 脂肪：0.3克

降糖原理

苋菜中含有人体不可缺少的镁元素，可改善糖耐量，减少胰岛素的用量，对维持血糖稳定起着重要的作用。苋菜中还含有钙，可预防糖尿病并发骨质疏松症。常吃苋菜等蔬菜，有助于降低糖尿病患者的血脂，防治高脂血症、冠心病、脂肪肝等常见并发症。

应用指南

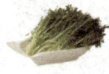   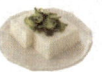 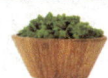

苦菊　　苋菜　　大蒜　　　　　　苋菜　　嫩豆腐　　葱花

清心祛火、通便利湿

材料： 苦菊250克，苋菜250克，大蒜少许

调料： 盐、鸡粉、芝麻油各适量

做法： 大蒜切末；苦菊、苋菜清洗干净，分别放入沸水中焯煮片刻，捞出沥干，然后放在盘中加盐、鸡粉、蒜末等调料即可。

补中益气、生津止渴

材料： 苋菜150克，嫩豆腐200克，姜片、葱花各少许

调料： 盐、鸡粉、食用油各适量

做法： 豆腐切块，焯水后捞出。锅中倒入食用油烧热，放姜片爆香；放入苋菜炒至熟软；倒入清水，大火煮沸后放入豆腐，加盐、鸡粉煮沸；撒上葱花，拌匀即可。

椰汁草菇扒苋菜

材料： 苋菜200克，草菇150克，椰汁90毫升，姜末、蒜末各少许

调料： 盐、鸡粉、水淀粉、食用油各适量

做法

①洗净食材切好备用。②将苋菜、草菇焯水后捞出，将苋菜装盘中。③用油起锅，放姜末、蒜末、草菇翻炒；注入清水，加入调料，倒入椰汁、水淀粉炒匀，浇在苋菜上即可。

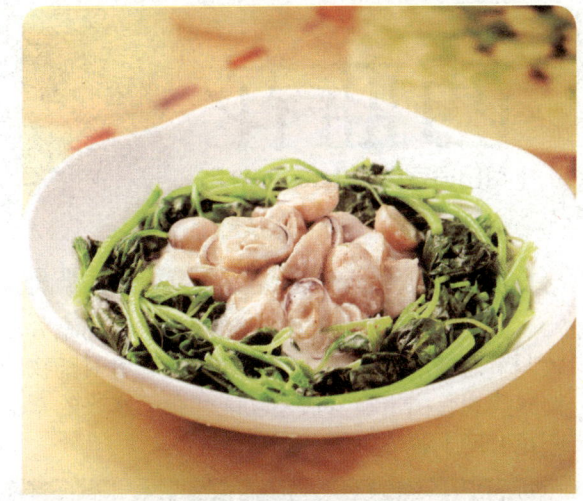

苋菜嫩豆腐汤

材料： 苋菜150克，嫩豆腐200克，姜片、葱花各少许

调料： 盐6克，鸡粉2克，食用油适量

做法

①洗净的豆腐切块备用。②锅中注水烧开，加盐、豆腐块，煮约半分钟捞出。③锅中倒入食用油烧热，放入姜片、苋菜拌炒至熟软，倒入清水大火煮沸，放入豆腐、调料煮沸，撒上葱花，搅拌均匀即可。

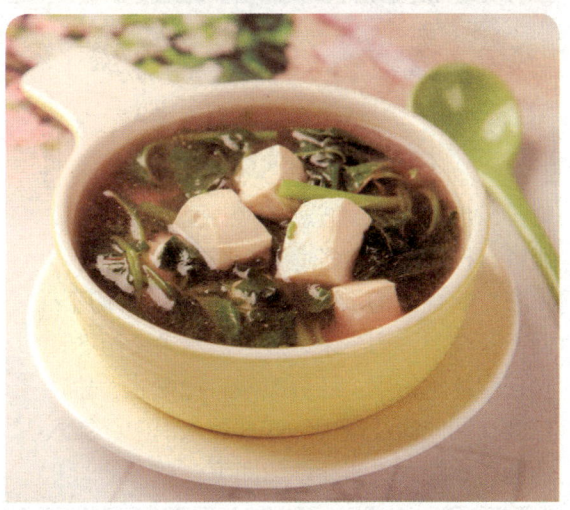

西蓝花

【每日适宜用量】100~200克

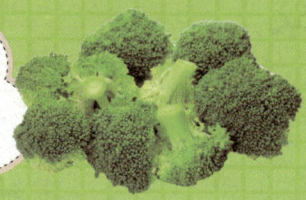

- 热量：33千卡
- 碳水化合物：4.3克
- 蛋白质：4.1克
- 脂肪：0.6克

降糖原理

西蓝花含有丰富的铬，铬能促进胰岛素分泌，降低糖尿病患者对胰岛素的需要量，有效调节血糖水平，还能缓解糖尿病患者对药物胰岛素的依赖，适合2型糖尿病患者食用。糖尿病患者由于自身代谢功能和激素水平的紊乱，免疫力往往较差，易发生感染，常吃西蓝花有助于调节免疫系统功能。

应用指南

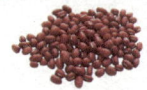 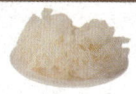 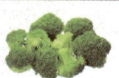 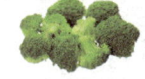

红豆　　　洋葱　　　西蓝花　　　　　西蓝花　　　植物油　　　鸡粉

降糖利尿、补血养颜

材料： 红豆50克，洋葱50克，西蓝花100克
调料： 柠檬汁、盐各适量，橄榄油3毫升
做法： 将红豆泡水；洋葱剥皮，洗净，切丁；西蓝花洗净，切小朵，放入滚水余烫至熟，捞起泡冰水备用。红豆煮熟；橄榄油、盐、柠檬汁调成酱汁备用。洋葱放入锅中，加入西蓝花、红豆、酱汁炒匀即可。

降低血脂、解毒利肝

材料： 西蓝花400克
调料： 植物油4毫升，盐、鸡粉各适量
做法： 将西蓝花洗净，用手掰成小朵，沥干水分。炒锅内注入适量油烧热，放入西蓝花滑炒至七成熟，加少许水略焖；加入盐和鸡粉调味，起锅装盘即可。

西蓝花炒双耳

材料： 胡萝卜片20克，西蓝花100克，水发银耳100克，水发木耳35克，葱段、姜片、蒜末各适量

调料： 盐、鸡粉、料酒、食用油各适量

做法

①各食材切好，分别余水。②用油起锅，放入葱、姜、蒜、胡萝卜，爆香，倒入焯过水的食材，炒匀；加盐、鸡粉、料酒炒匀。③关火后盛出即可。

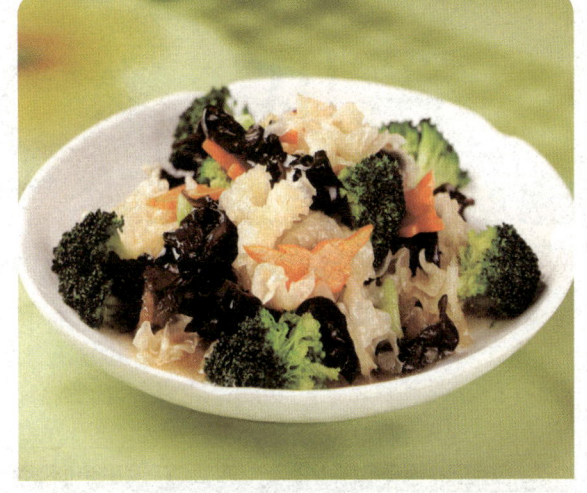

西蓝花炒鸡脆骨

材料： 西蓝花200克，鸡脆骨100克，彩椒30克，姜片、蒜末、葱白各少许

调料： 盐、鸡粉、料酒、食用油各适量

做法

①西蓝花、彩椒洗净切好；鸡脆骨洗净切块，装碗中，加盐、料酒腌渍。②西蓝花、鸡脆骨焯水捞出。③西蓝花摆盘；用油起锅，放入彩椒、姜片、蒜末、葱白、鸡脆骨、盐、鸡粉，炒匀，盛出装盘即可。

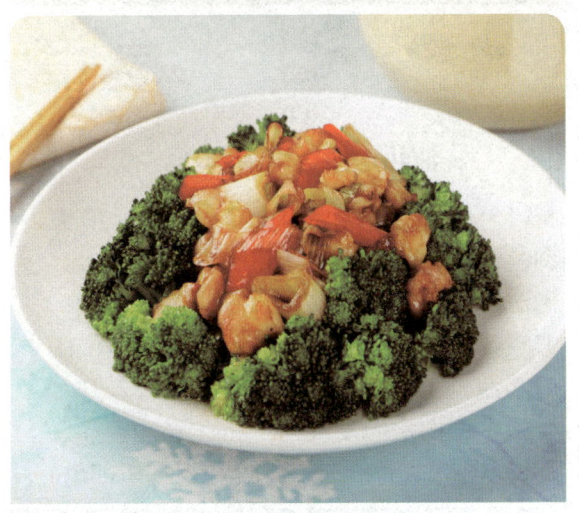

苦瓜

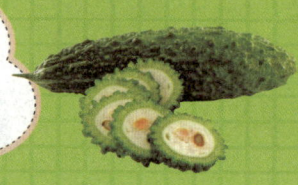

【每日适宜用量】 50~100克

- 热量：19千卡
- 碳水化合物：4.9克
- 蛋白质：1克
- 脂肪：0.1克

降糖原理

苦瓜中的生物碱和多肽物质可以抑制小肠对葡萄糖的吸收，并加强肌肉等组织对葡萄糖的利用，加速糖代谢，促进胰岛素的分泌，从而稳定血糖。苦瓜中含有的苦瓜皂苷有快速降糖、调节胰岛素的功能，能修复β细胞，增加胰岛素的敏感性，还能预防和改善糖尿病并发症，调节血脂，提高免疫力。

应用指南

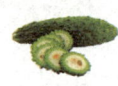 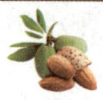 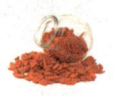

苦瓜　　杏仁　　枸杞

清热通便、降糖降压

材料： 苦瓜250克，杏仁50克，枸杞10克

调料： 盐、鸡粉、芝麻油各适量

做法： 将苦瓜剖开，去瓤，洗净切成薄片，焯煮捞出，沥干水分，放入碗中；杏仁用温水泡一下，撕去外皮，掰开，放入开水中烫熟；枸杞泡发洗净。将芝麻油、盐、鸡粉与苦瓜搅拌均匀，撒上杏仁、枸杞即可。

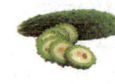 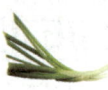

苦瓜　　芝麻油　　葱

清热利尿、减肥降脂

材料： 苦瓜500克，葱10克

调料： 芝麻油4毫升，盐、鸡粉、食用油各适量

做法： 将苦瓜纵向一剖为二，去瓤及籽，洗净，切成斜片。葱洗净切成段，放入油锅内爆香，下入苦瓜迅速翻炒；放入盐炒约1分钟，加入鸡粉，翻炒半分钟关火，淋上芝麻油即可。

白果炒苦瓜
（特别推荐）

材料：苦瓜130克，白果50克，彩椒40克，蒜末、葱段各少许

调料：盐3克，水淀粉、食用油各适量

做法

①各食材切好备用。②锅中注水烧开，倒入苦瓜、盐，煮约1分钟，再放入白果，煮至全部食材断生后捞出。③用油起锅，放入蒜末、葱段、彩椒、焯过水的食材，再加入调料，翻炒至食材熟透即可。

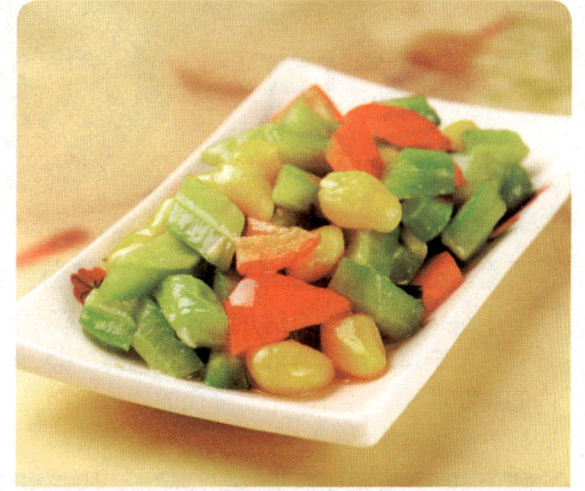

苦瓜薏米排骨汤
（特别推荐）

材料：排骨段200克，苦瓜100克，水发薏米90克，姜片10克

调料：盐、鸡粉各少许，料酒8毫升

做法

①苦瓜洗净切好备用。②锅中注水烧开，倒入排骨段、料酒，煮半分钟捞出。③砂锅中注水烧开，放入排骨段、薏米煮沸后转小火煮至排骨七成熟，倒入苦瓜，续至食材熟透，加入调料，煮至汤汁入味。

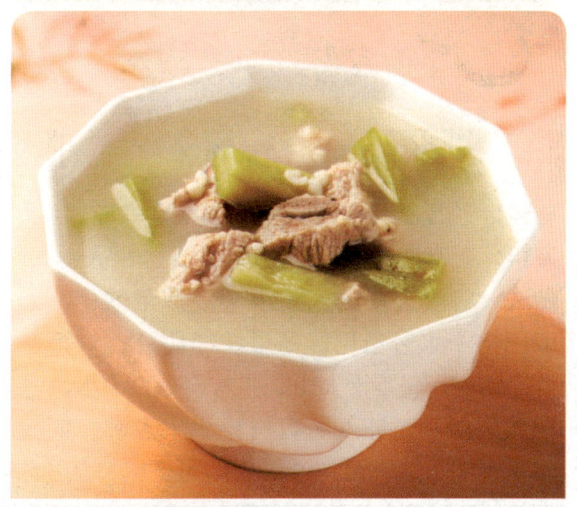

冬瓜

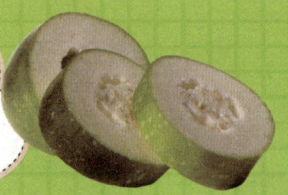

【每日适宜用量】100~200克

- 热量：11 千卡
- 碳水化合物：2.6 克
- 蛋白质：0.4 克
- 脂肪：0.2 克

降糖原理

中医认为，冬瓜有清热化痰、除烦止渴、利水除湿的功效，对于糖尿病患者的消渴症状有一定调理作用。冬瓜中含有的丙醇二酸，能抑制碳水化合物转化为脂肪，可预防人体内的脂肪堆积，具有减肥、降脂的功效，而且冬瓜所含的热量极低，尤其适合糖尿病、肥胖症等患者食用。

应用指南

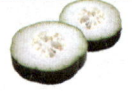 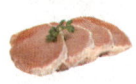 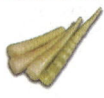 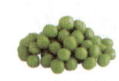 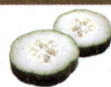 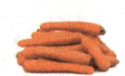

冬瓜　　瘦肉块　　竹笋　　　　　青豆　　冬瓜　　胡萝卜

降压降脂、利水通淋

材料： 冬瓜200克，瘦肉块30克，竹笋100克

调料： 芝麻油4毫升，盐适量

做法： 将瘦肉块放入清水中浸泡至软化，取出挤干水分备用；冬瓜洗净切片；竹笋洗净切丝。锅置于火上，加入600克清水，以大火煮沸；加入所有材料小火煮沸，加入芝麻油、盐，至熟透关火即可。

清热利尿、健脾益胃

材料： 冬瓜200克，青豆、黄豆各50克，胡萝卜30克

调料： 盐、鸡粉各适量

做法： 将冬瓜去皮洗净切粒；胡萝卜洗净切粒。将所有原材料下入沸水中氽烫，捞出沥水。起锅上油，加入冬瓜、青豆、黄豆、胡萝卜炒熟，加入盐、鸡粉调味即可。

清蒸冬瓜生鱼片

材料：冬瓜400克，生鱼肉300克，姜片、葱花各少许

调料：盐、鸡粉、芝麻油、蒸鱼豉油各适量

做法

① 将生鱼肉洗净去骨切片，装入碗中，加入调料拌匀。② 将鱼片摆入碗底，放上备好的冬瓜片、姜片，放入烧开的蒸锅中，蒸至食材熟透。③ 取出倒扣入盘里，揭开碗，撒上葱花，浇入蒸鱼豉油即可。

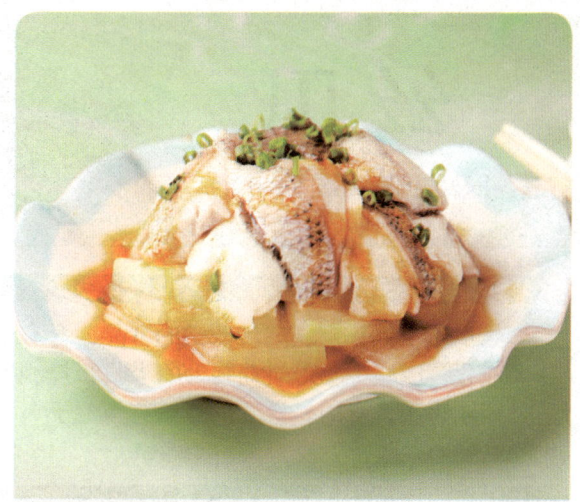

冬瓜虾米汤

材料：冬瓜400克，虾米40克，姜片、葱花各少许

调料：盐2克，鸡粉3克，胡椒粉、料酒、食用油各适量

做法

① 将冬瓜洗净去皮，切条。② 用油起锅，放入姜片、虾米、料酒，倒入清水煮沸；放入冬瓜，大火煮至食材熟透；放入调料，继煮至食材入味。③ 盛出汤料，装入碗中即可。

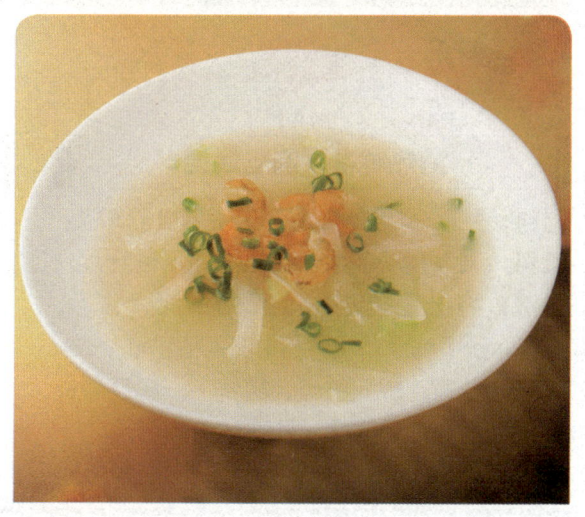

丝瓜

【每日适宜用量】100克

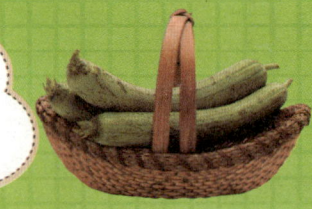

- 热量：20克
- 碳水化合物：4.2克
- 蛋白质：1克
- 脂肪：0.2克

降糖原理

丝瓜属于低热量、高钾低钠的食品，含有丰富的膳食纤维、丝瓜苦味质、瓜氨酸、皂苷等成分，能减少肠道对葡萄糖的吸收，控制餐后血糖升高，而且丝瓜所含的热量很低，适合糖尿病患者食用。丝瓜皂苷含有类似于人参皂苷的成分，能增强糖尿病患者对环境变化的耐受力，改善免疫力。

应用指南

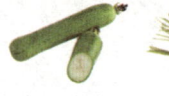 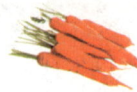 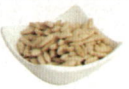 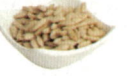 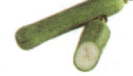 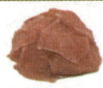 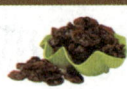

丝瓜　　胡萝卜　　松子　　　　　丝瓜　　瘦肉　　木耳

清热解毒、润肠通便

材料： 丝瓜300克，胡萝卜50克，松子50克

调料： 盐、鸡粉各适量，植物油4毫升

做法： 将丝瓜去皮洗净，切块；胡萝卜洗净，切片；松子洗净备用。锅中倒入植物油烧热，下松子炒香；放入丝瓜、胡萝卜一起翻炒；加适量盐、鸡粉调味，炒熟装盘即可。

降低血糖、增强免疫

材料： 丝瓜150克，瘦肉100克，水发木耳50克，玉米笋65克，姜片、葱花各适量

调料： 盐、鸡粉、水淀粉、芝麻油各适量

做法： 将丝瓜去皮切块；玉米笋切块；瘦肉切片，用盐、鸡粉、水淀粉抓匀。锅内注水煮沸，放入所有材料煮汤，待熟后加盐、鸡粉调味，撒入葱花，淋入少许芝麻油即可。

草菇丝瓜炒虾球

材料： 丝瓜130克，草菇100克，虾仁90克，胡萝卜片、姜片、蒜末、葱段各少许

调料： 盐3克，鸡粉、食用油各适量

做法

① 将各食材洗净切好。② 虾仁放碗中，加入调料，腌渍；锅中注水烧开，放入盐、食用油、草菇，煮至其八成熟捞出。③ 用油起锅，放入食材、姜片、蒜末、葱段、虾仁、调料，加水煮至食材熟透即可。

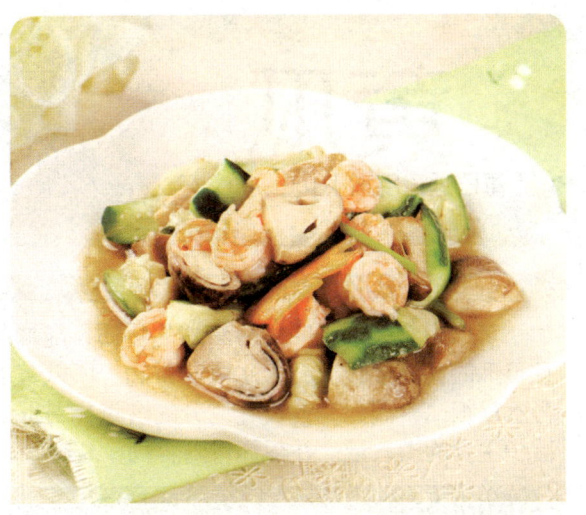

竹荪莲子丝瓜汤

材料： 丝瓜120克，玉兰片140克，水发竹荪80克，水发莲子120克，高汤300毫升

调料： 盐、鸡粉各2克

做法

① 将各食材洗净切好备用。② 砂锅中注水烧热，倒入高汤、莲子、玉兰片，中火煮约10分钟；倒入丝瓜、竹荪，用小火续煮至食材熟透；加入适量盐、鸡粉，拌匀调味。③ 关火后盛出煮好的汤料即可。

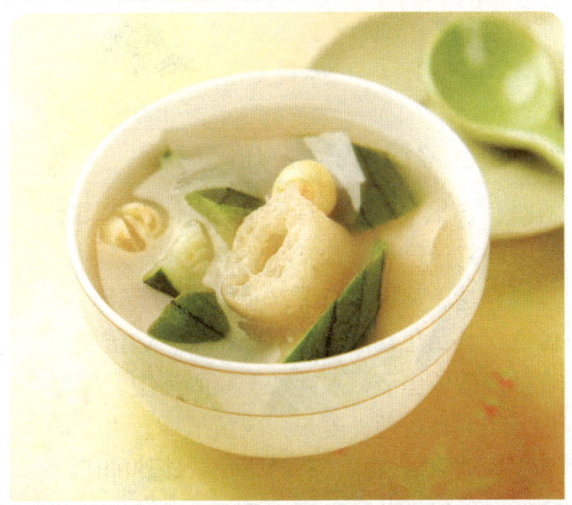

黄瓜

【每日适宜用量】100~200克

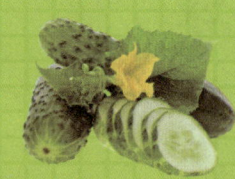

- 热量：15 千卡
- 碳水化合物：2.9 克
- 蛋白质：0.8 克
- 脂肪：0.2 克

降糖原理

黄瓜中含有一种叫丙醇二酸的物质，能抑制身体中的碳水化合物物质转化成脂肪，而且黄瓜的含糖量极低，含水量非常高，所以黄瓜是肥胖型糖尿病患者的理想食材。黄瓜的含水量很高，因此其他营养成分的含量相对很低，又有一定的饱腹感，所以吃黄瓜有助于减少主食的摄入量，并稀释胃内容物，减缓餐后血糖的升高速度，稳定血糖。

应用指南

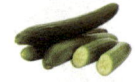 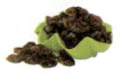 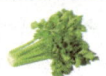

黄瓜　　鸡蛋　　黑木耳　　　　　　黄瓜　　芹菜　　蜂蜜

除湿利尿、降压降糖

材料： 黄瓜150克，鸡蛋100克，水发黑木耳100克，葱末、姜末各少许

调料： 盐、鸡粉各适量，花生油10毫升

做法： 将黄瓜切片；木耳撕小朵；鸡蛋加少许盐搅散成蛋液，入锅炒至凝固盛出。另起锅，热油爆香葱、姜末，放黄瓜片、木耳翻炒，再放鸡蛋、盐、鸡粉调味，炒熟即可。

降糖降脂、排毒养颜

材料： 黄瓜100克，芹菜60克

调料： 蜂蜜10毫升

做法： 将芹菜洗净切粒；黄瓜洗净切丁。取榨汁机，选择搅拌刀座组合，倒入黄瓜、芹菜，加入适量白开水，选择"榨汁"功能，榨取蔬菜汁，调入蜂蜜即可。

金针菇拌黄瓜

材料：金针菇110克，黄瓜90克，胡萝卜40克，蒜末、葱花各少许

调料：盐、鸡粉、陈醋、辣椒油各适量

做法

① 将各食材切好，胡萝卜和金针菇分别汆水。② 将黄瓜丝倒入碗中，放入盐、金针菇、胡萝卜、蒜末、葱花，加入鸡粉、陈醋，淋入少许辣椒油、芝麻油，拌匀。③ 将拌好的食材装入盘中即可。

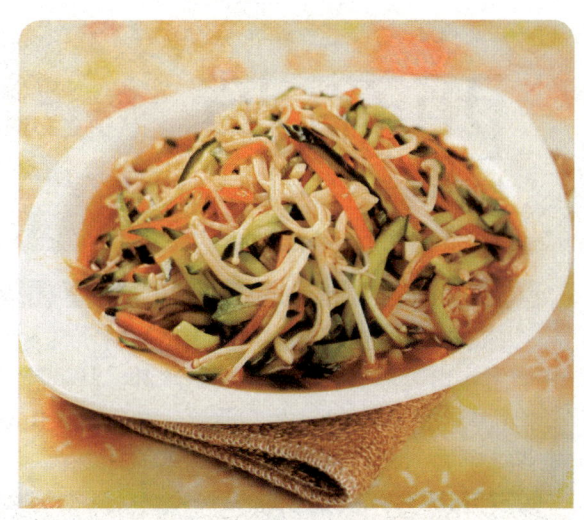

黄瓜腐竹汤

材料：水发腐竹200克，黄瓜220克，葱花少许

调料：盐3克，鸡粉2克，食用油适量

做法

① 将洗净的黄瓜去皮，切条，改切成块，备用。② 用油起锅，放入黄瓜，倒入清水，用大火烧开，放入腐竹，用小火煮至腐竹熟透，加入盐、鸡粉、胡椒粉，搅拌匀。③ 将煮好的汤装入碗中，撒上葱花即可。

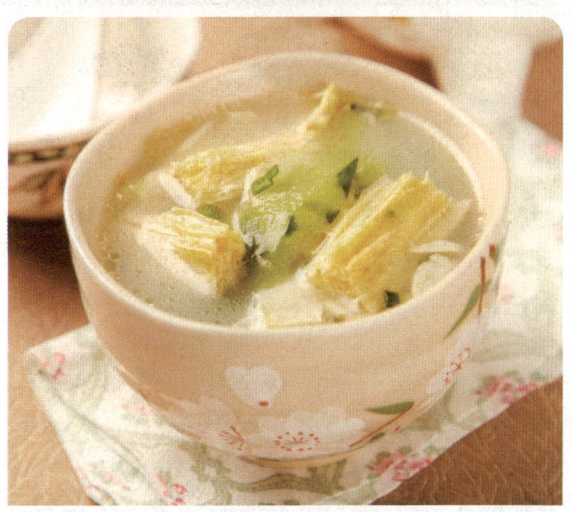

西葫芦

【每日适宜用量】80~100克

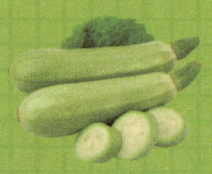

- 热量：18 千卡
- 碳水化合物：3.8 克
- 蛋白质：0.8 克
- 脂肪：0.2 克

降糖原理

西葫芦气味清香，加热后质地脆嫩，具有清热解毒、利水消肿等功效，是适合糖尿病患者发生口腔溃疡、牙周疾病、水肿、肾炎等并发症时食用的蔬菜。西葫芦中的水分含量较高而热量很低，能产生饱腹感，利于减少主食的摄入，从而减缓餐后血糖的上升速度，有助于保持血糖的稳定。

应用指南

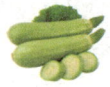 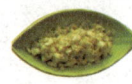 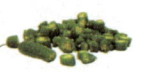 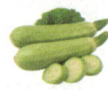 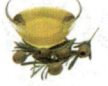 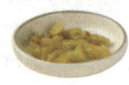

西葫芦　　蒜蓉　　剁椒　　　　西葫芦　　橄榄油　　泡椒

解毒消肿、除烦利尿

材料： 西葫芦350克，蒜蓉、剁椒各30克
调料： 鸡粉3克，生粉2克，食用油适量
做法： 将西葫芦洗净、切片。将剁椒、蒜蓉放入碗中，加鸡粉、生粉、食用油拌匀，铺在西葫芦片上；然后一起放入蒸锅，加盖蒸5分钟至熟透取出，淋入适量热油即可。

养肾补脑、安神助眠

材料： 西葫芦400克，蒜末、泡椒各少许
调料： 橄榄油4毫升，盐适量
做法： 将西葫芦洗净去皮，切成细丝备用；泡椒切丝。锅中倒入橄榄油烧热，下入蒜末爆香，再放入西葫芦炒熟，加盐和泡椒炒匀入味即可。

西葫芦炒鸡蛋

材料： 鸡蛋2个，西葫芦120克，葱花少许
调料： 盐2克，鸡粉2克，水淀粉3毫升，食用油适量

做法

①将西葫芦洗净切片；鸡蛋打入碗中，加盐、鸡粉调匀。②锅中注水烧开，放入西葫芦，煮1分钟捞出。③另起锅，注油烧热，倒入蛋液炒熟，倒入西葫芦，加入调料，放入葱花，炒匀即可。

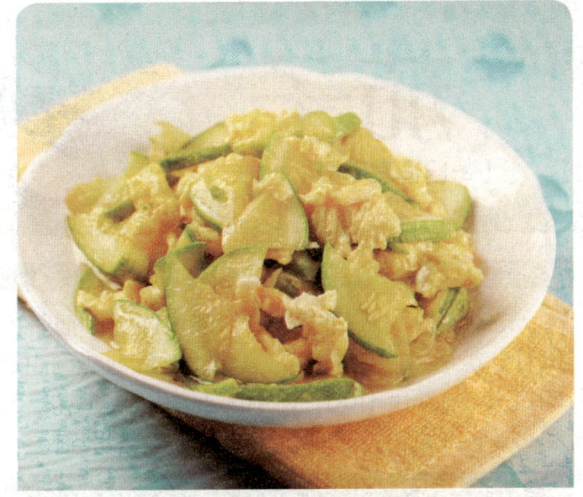

西葫芦炒鸡丝

材料： 西葫芦160克，彩椒30克，鸡胸肉70克
调料： 盐、鸡粉、料酒、食用油各适量

做法

①将西葫芦、彩椒、鸡胸肉均洗净，切成细丝。②鸡肉丝装碗中，加入调料腌渍10分钟；热锅注油，倒入鸡肉丝，炒匀捞出。③锅底留油烧热，倒入所有食材，炒至变软，加入调料，炒匀入味即可。

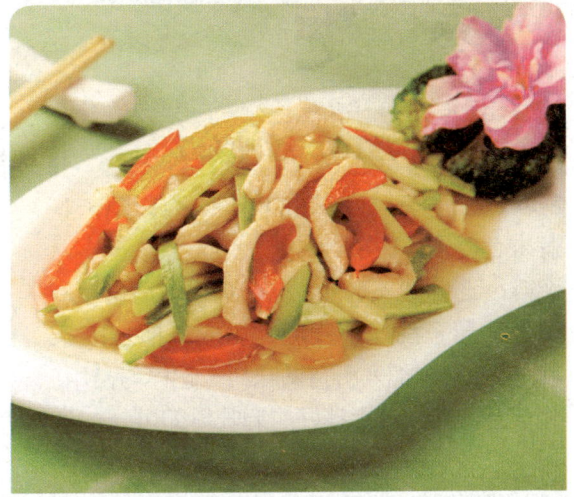

茄子

【每日适宜用量】100克

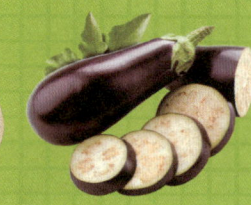

- 热量：21千卡
- 碳水化合物：4.9克
- 蛋白质：1.1克
- 脂肪：0.2克

降糖原理

茄子中所含的维生素P，能增强毛细血管的弹性，防止微血管破裂出血。茄子还富含皂苷，能有效控制血糖的上升，适合糖尿病引起的视网膜出血的患者食用。茄子还有一定的抗炎、抗病毒作用，即中医说的清热、消肿、止痛效果，可调理糖尿病患者免疫力下降、易感染的情况。

应用指南

 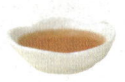 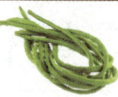

茄子　　油辣椒　　芝麻油　　　　　茄子　　豆角　　橄榄油

开胃消食、通利肠道

材料： 茄子200克，油辣椒20克，葱末、蒜末、姜末各适量

调料： 芝麻油4毫升，盐、鸡粉各适量

做法： 茄子洗净去皮后，切成一指长的条状；油辣椒内加入所有调味料一起拌匀备用。将茄条蒸熟，淋上拌好的调味料即可。

保肝护肾、降压降脂

材料： 茄子、豆角各200克

调料： 橄榄油4毫升，盐、鸡粉、辣椒各适量

做法： 茄子、辣椒洗净，切段；豆角洗净，撕去荚丝，切段。油锅烧热，放辣椒段爆香，下入茄子段、豆角段，大火煸炒；下入盐、鸡粉调味，翻炒均匀即可。

蒜泥蒸茄子

材料： 茄子300克，彩椒40克，蒜末45克，香菜、葱花各少许

调料： 生抽、陈醋、鸡粉、盐、芝麻油各适量

做法

①各食材切好备用。②将蒜末和葱花倒入碗中，放入生抽、陈醋、鸡粉、盐、芝麻油拌匀，制成味汁。③将味汁浇在茄子上，放上彩椒粒，放入蒸锅大火蒸10分钟至熟取出，放上葱花、香菜点缀即可。

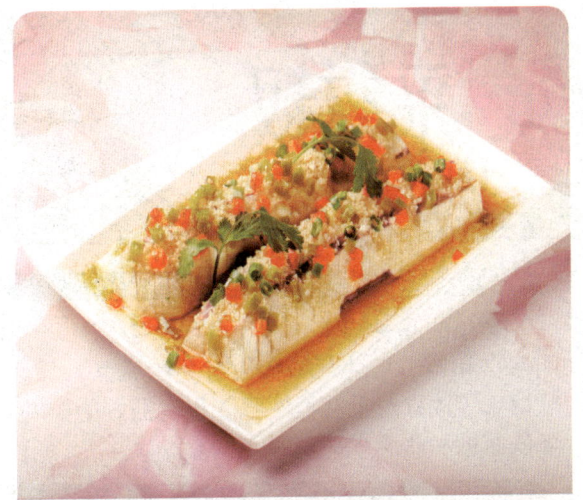

凉拌蒸茄子

材料： 茄子200克，红椒丝、葱丝、葱白丝、蒜末各少许

调料： 盐、生抽、陈醋、食用油各适量

做法

①茄子洗净切好摆盘。②将蒜末倒入碗中，加入调料，制成味汁，浇在茄子上，放入烧开的蒸锅中，用大火蒸10分钟至熟透，取出蒸好的茄子。③趁热撒上葱丝、红椒丝、葱白丝，浇上少许热油即可。

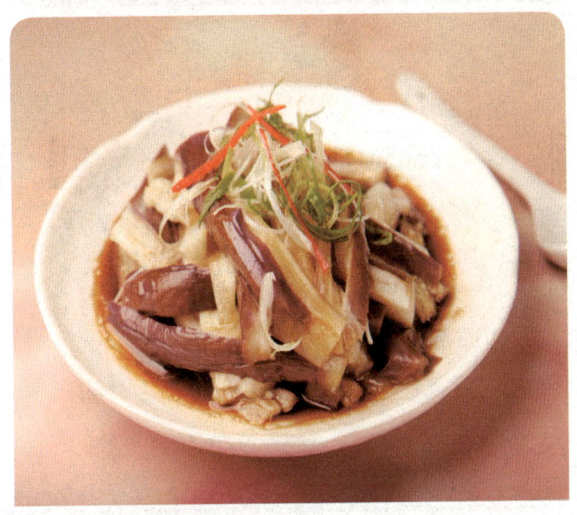

彩椒

【每日适宜用量】 50克

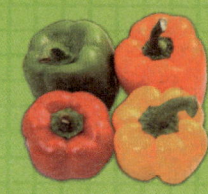

- 热量：19 千卡
- 碳水化合物：6.4 克
- 蛋白质：1.3 克
- 脂肪：0.2 克

降糖原理

彩椒的品种丰富、颜色各异，彩椒中含有的辣椒素能提高胰岛素的分泌量，同时还能保护和调节与葡萄糖代谢有关的激素，显著降低血糖水平，糖尿病患者可适量食用。辣椒素等成分对于营养性肥胖也有很好的控制效果，可控制体重的增加，调节代谢紊乱，降低血糖和血脂水平。

应用指南

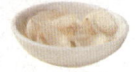 鲜百合　 彩椒　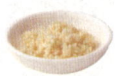 蒜末

降低血糖、润肺安神

材料： 鲜百合100克，彩椒30克，蒜末少许

调料： 盐2克，香醋、鸡粉、芝麻油各适量

做法： 彩椒洗净去子、切丝；百合洗净瓣成瓣。将百合、彩椒放入沸水氽烫断生，倒入碗中，加蒜末、盐、香醋、鸡粉、芝麻油，拌匀装盘即可。

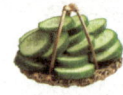 黄瓜　 彩椒　 橄榄油

美容养颜、排毒瘦身

材料： 黄瓜300克，彩椒各50克

调料： 橄榄油4毫升，盐、鸡粉各适量

做法： 黄瓜洗净，切成斜刀片；彩椒洗净，切成大片。在锅中加适量水烧沸，下入黄瓜片、彩椒片水后捞出。另起锅，下橄榄油烧热，将所有材料下入油锅中，加入盐、鸡粉爆炒2分钟即可。

彩椒牛肉丝

材料：牛肉200克，彩椒90克，青椒40克，姜片、蒜末、葱段各少许

调料：盐、白糖、生抽、食用油各适量

做法

① 彩椒、青椒洗净切好；牛肉洗净切条装碗中，加入调料，腌渍入味。② 锅中倒水烧开，放入食用油、盐、青椒、彩椒煮至食材断生捞出。③ 炒锅中倒油烧热，放入食材、调料炒匀即可。

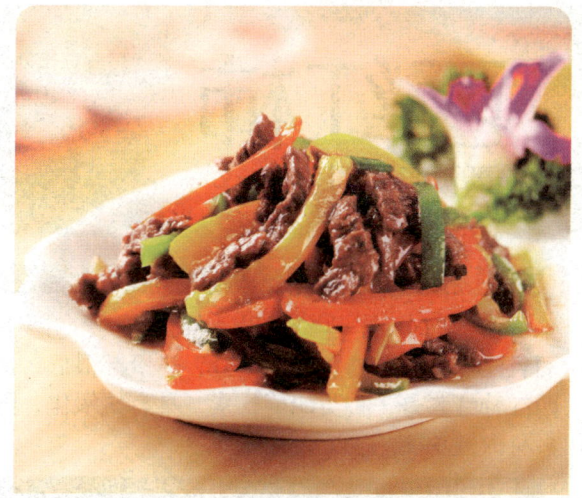

荷兰豆炒彩椒

材料：荷兰豆180克，彩椒80克，姜片、蒜末、葱段各少许

调料：料酒2毫升，盐、鸡粉、食用油各适量

做法

① 洗净的彩椒切成条。② 锅中注水烧开，放入食用油、盐、荷兰豆，煮半分钟，放入彩椒，煮约半分钟，捞出。③ 用油起锅，放入姜片、蒜末、葱段、荷兰豆、彩椒、调料，翻炒均匀即可。

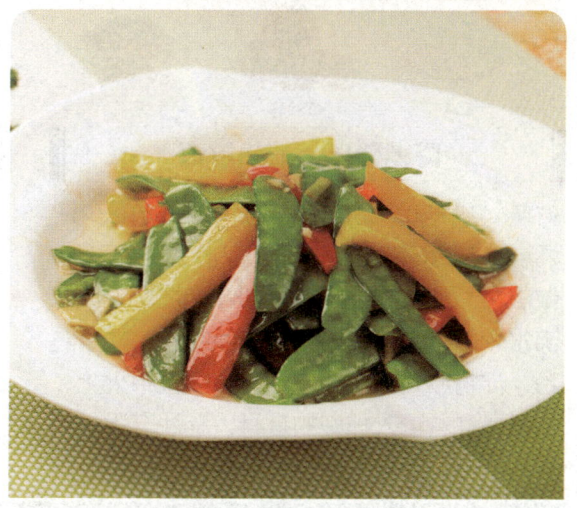

西红柿

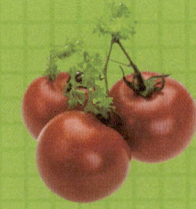

【每日适宜用量】80~100克

- 热量：19千卡
- 碳水化合物：4克
- 蛋白质：0.9克
- 脂肪：0.2克

降糖原理

西红柿中富含西红柿碱、谷胱甘肽、胡萝卜素、葫芦巴碱等成分，能有效降低血糖，而且西红柿所含的脂肪、糖分、热量都很低，适合糖尿病患者及肥胖者食用。西红柿中的西红柿红素是一种类胡萝卜素，具有抗氧化、降血压、降低血胆固醇含量、调节免疫力等多种保健功能。

应用指南

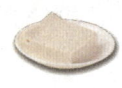 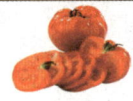 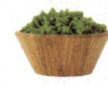 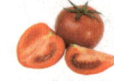 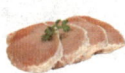

豆腐　西红柿　葱花　　西红柿　猪肉　鸡蛋

降糖降压、清热解毒

材料： 豆腐150克，西红柿250克，葱花少许

调料： 盐、鸡粉、淀粉各适量，橄榄油4毫升

做法： 豆腐洗净，切粒；西红柿洗净，放入沸水汆烫后，切粒。豆腐、西红柿、盐、鸡粉、淀粉放入碗中拌匀。将炒锅置中火上，加橄榄油，倒入拌好的食材，翻炒至香，再炒约5分钟，撒上适量葱花即可。

健脾补虚、美容养颜

材料： 西红柿200克，猪肉100克，鸡蛋2个，姜末、葱花各适量

调料： 盐、水淀粉、食用油各适量

做法： 西红柿切块；猪肉切片，加盐、鸡蛋液、水淀粉拌匀。油锅烧热，下入肉片滑散捞出。锅内留油，加葱花、姜末、西红柿炒香，加清水、盐煮沸，下肉片炒匀即可。

西红柿炒包菜

材料： 西红柿120克，包菜200克，彩椒60克，蒜末、葱段、番茄酱各适量
调料： 水淀粉、盐、白糖、食用油各适量
做法

① 彩椒、西红柿洗净切瓣；包菜洗净切小块，焯水捞出。② 用油起锅，倒入蒜末、葱段、西红柿、彩椒、包菜、番茄酱、调料炒匀调味，淋入水淀粉快速翻炒匀。③ 关火后盛出炒好的食材，装入盘中即可。

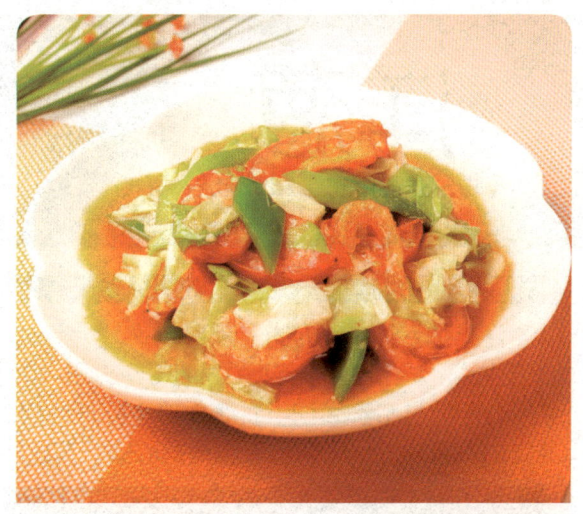

西红柿炒扁豆

材料： 西红柿90克，扁豆100克，蒜末、葱段各少许
调料： 盐、鸡粉、料酒、食用油各适量
做法

① 洗净的西红柿切块。② 锅中注水烧开，放入食用油、盐、扁豆，煮至食材断生捞出。③ 用油起锅，放入蒜末、葱段、西红柿、扁豆、料酒、清水、盐、鸡粉，炒匀；大火收汁，倒入水淀粉，炒匀即可。

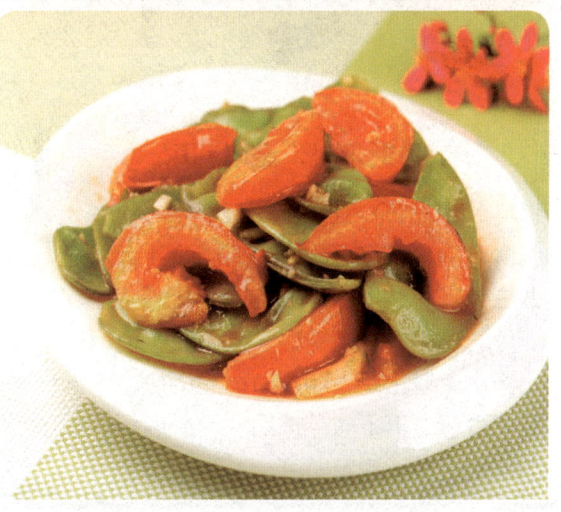

洋葱

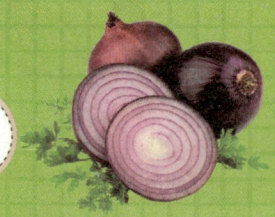

【每日适宜用量】50~100克

- 热量：39千卡
- 碳水化合物：9克
- 蛋白质：1.1克
- 脂肪：0.2克

降糖原理

洋葱是名符其实的药食两用蔬菜，除了维生素、矿物质等营养素，还含有多种有保健功能性的化学物质。洋葱具有抑菌、降血脂、降血糖、抗血栓、抗肿瘤、抗氧化等多种功能；其所含的前列腺素A能够扩张血管，降低外周血管和冠状动脉的阻力，改善心肌和各组织器官的供血，对糖尿病患者防治冠心病、高血压等并发症有益。

应用指南

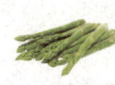 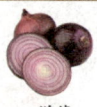 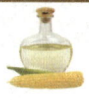 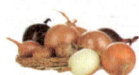 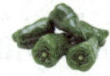 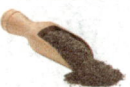

芦笋　　洋葱　　植物油　　　　　洋葱　　青椒　　胡椒粉

降糖降压、滋阴利尿

材料： 芦笋200克，洋葱150克

调料： 盐、鸡粉各适量，植物油4毫升

做法： 芦笋洗净，切成斜段；洋葱洗净，切成片。锅中加水烧开，下入芦笋段稍焯后捞出沥水。另起锅，加入植物油烧热，下入洋葱爆香后，再下入芦笋稍炒，最后下入适量的盐、鸡粉，炒匀即可。

发汗散寒、降脂降压

材料： 洋葱300克，青椒、红椒各30克

调料： 植物油4毫升，盐、鸡粉、胡椒粉各适量

做法： 洋葱剥去老皮，洗净后切圈；青、红椒洗净，切成圈。炒锅里加入油，烧热后先放入青辣圈、红椒圈煸炒，再放入洋葱圈煸炒；炒至五成熟时加盐、鸡粉、胡椒粉调味即可。

豆芽拌洋葱 (特别推荐)

材料：黄豆芽100克，洋葱90克，胡萝卜40克，蒜末、葱花各少许

调料：盐、生抽、醋、辣椒油、芝麻油各适量

做法

① 洋葱、胡萝卜洗净去皮，切丝；将黄豆芽、胡萝卜、洋葱分别氽水。② 将焯煮好的食材装入碗中，放入蒜末、葱花、生抽、盐、醋、辣椒油，淋入芝麻油，拌匀。③ 将拌好的材料盛出，装入盘中即可。

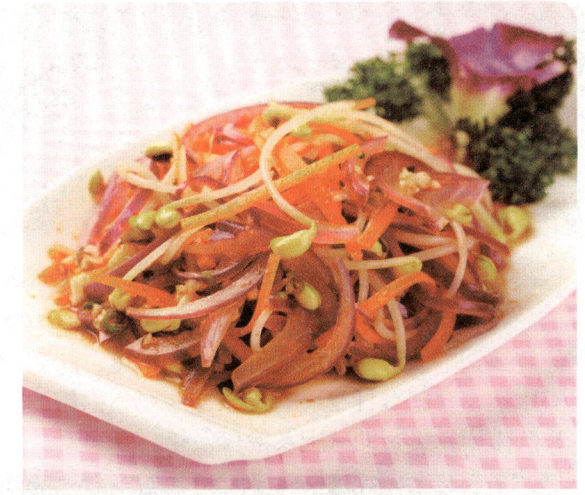

洋葱羊肉汤 (特别推荐)

材料：羊肉120克，洋葱100克，葱花少许

调料：料酒20毫升，盐适量

做法

① 各食材洗净切好，备用。② 锅中注水烧开，倒入羊肉片、料酒，氽去血水捞出。③ 锅中注水烧开，倒入羊肉片、料酒，烧开后用小火炖至食材熟软；放入洋葱，小火续煮20分钟，至食材软烂；加入盐，用中火续煮片刻，盛出撒上葱花即可。

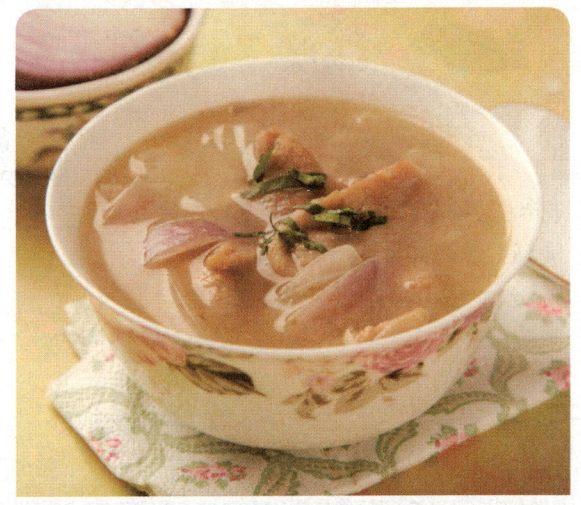

芦笋

【每日适宜用量】60~100克

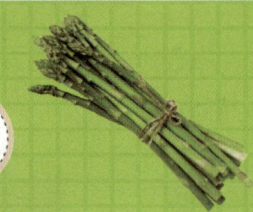

- 热量：19千卡
- 碳水化合物：4.9克
- 蛋白质：1.4克
- 脂肪：0.1克

降糖原理

芦笋中所含的香豆素、薏苡素等成分具有降低血糖的作用。芦笋中铬的含量也很高，能有效调节血液中的脂肪和糖分的浓度，起到调节血糖的作用，适合糖尿病患者食用。芦笋中还富含膳食纤维，有助于减缓肠道内糖的吸收速度，并减少胆固醇的吸收，加速代谢物的排出，可帮助减肥及治疗便秘。

应用指南

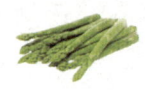 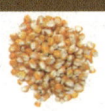 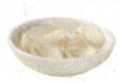

芦笋　　玉米粒　　鲜百合

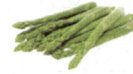 

芦笋　　金针菇　　红椒

降脂降压、清热润肺

材料： 芦笋300克，玉米粒、鲜百合各100克

调料： 芝麻油4毫升，鸡粉、盐各适量

做法： 将芦笋削去老皮，洗净，切段；玉米粒洗净；将鲜百合洗净，放入水中浸泡片刻。烧沸清水，分别放入芦笋、鲜百合、玉米粒汆烫片刻，捞起沥干水。所有原材料装盘，加盐、鸡粉、芝麻油搅拌入味即可。

增强免疫、抗癌防癌

材料： 芦笋300克，金针菇200克，红椒、葱各适量

调料： 盐、酱油、醋、芝麻油各适量

做法： 将芦笋洗净，切段；金针菇洗净；红椒、葱洗净，切丝。将芦笋、金针菇入沸水中煮熟，摆盘，撒入红椒丝和葱丝。净锅加适量水烧沸，倒入调料煮开，淋入盘中即可。

芦笋腰果炒墨鱼

材料：芦笋80克，腰果30克，墨鱼100克，彩椒50克，姜片、蒜末、葱段各少许
调料：盐、料酒、食用油各适量

做法

①将各食材切好，备用。②墨鱼片装碗中，加入调料腌渍；腰果、彩椒、芦笋、墨鱼分别汆水捞出；腰果倒入热油中，炸香至其呈微黄色捞出。③锅底留油，倒入食材、调料炒匀盛出，撒上腰果即可。

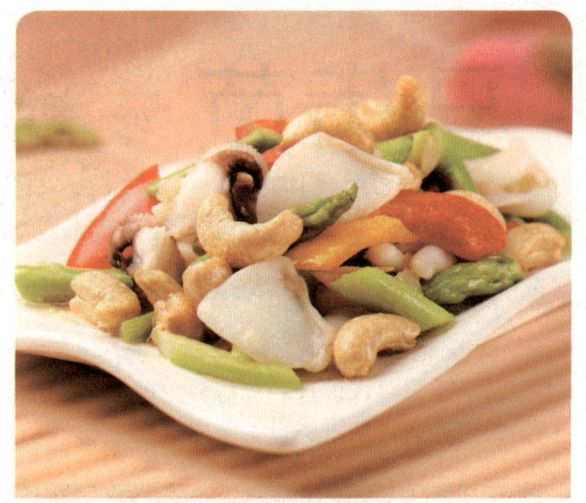

燕窝芦笋蚬肉汤

材料：芦笋80克，草菇25克，蚬肉45克，水发燕窝、姜片各少许
调料：盐、鸡粉各2克

做法

①将各食材切好，备用。②锅中注水烧开，倒入芦笋，煮1分钟；放入草菇、蚬肉，煮去腥味捞出。③砂锅中注水烧开，倒入焯过水的材料、姜片，烧开后用小火煮10分钟；加入燕窝、调料，拌匀调味即可。

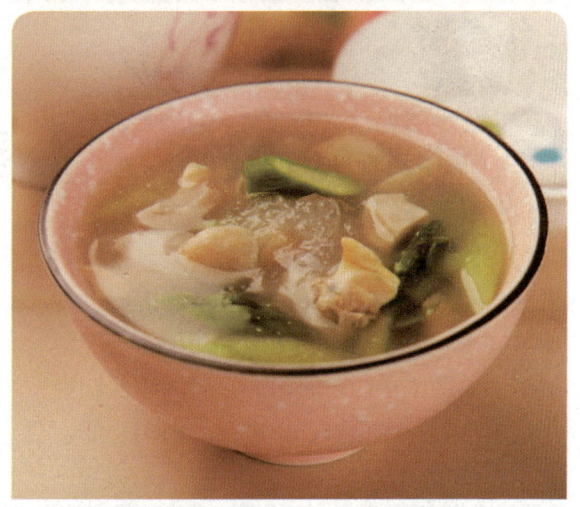

马齿苋

【每日适宜用量】80克

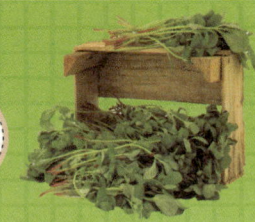

- 热量：27千卡
- 碳水化合物：3.9克
- 蛋白质：2.3克
- 脂肪：0.5克

降糖原理

降糖原理马齿苋具有清热解毒、消肿止痛的功效。马齿苋中含有大量的去甲肾上腺素，去甲肾上腺素可以促进胰岛腺分泌胰岛素，从而调节人体的血糖，降低血糖浓度，保持血糖的稳定，适合糖尿病患者食用。

应用指南

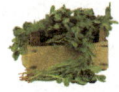

马齿苋　　蒜　　橄榄油

清热解毒、利水消肿

材料： 马齿苋200克，蒜10克
调料： 橄榄油4毫升，盐适量
做法： 将马齿苋冲洗干净；蒜洗净去皮，剁成蓉。锅中加入适量的水烧沸，下入马齿苋稍氽后，捞出备用。另起锅，加入橄榄油烧热，下入蒜蓉爆香后，再下入马齿苋、盐，炒均匀即可。

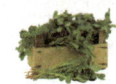 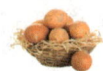

马齿苋　　鸡蛋　　葱花

清热消炎、降低血压

材料： 马齿苋100克，鸡蛋2个，葱花少许
调料： 盐2克，水淀粉5毫升，食用油适量
做法： 将洗净的马齿苋切成段；鸡蛋打入碗中，放入葱花，加入少许盐，用筷子打散、调匀，倒入适量水淀粉，用筷子搅匀，备用。锅中注油烧热，倒入马齿苋，炒至熟软，再倒入蛋液，翻炒至熟盛出即可。

马齿苋炒黄豆芽 (特别推荐)

材料： 马齿苋 100 克，黄豆芽 100 克，彩椒 50 克

调料： 盐、鸡粉、水淀粉、食用油各适量

做法

① 食材切好备用；锅中注水烧开，放入食用油，倒入黄豆芽、彩椒焯烫后捞出，装盘待用。② 用油起锅，倒入马齿苋、黄豆芽、彩椒、盐、鸡粉调味炒匀。③ 倒入适量水淀粉快速翻炒均匀，装入盘中即可。

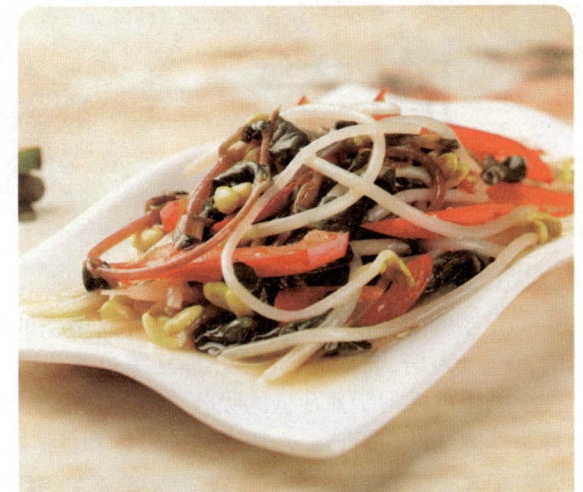

马齿苋薏米绿豆汤 (特别推荐)

材料： 马齿苋 90 克，水发绿豆 70 克，水发薏米 70 克

调料： 盐 2 克，芝麻油 2 毫升

做法

① 马齿苋洗净、切段；薏米、绿豆分别洗净浸泡。② 砂锅中注入适量清水煮沸，放入薏米、绿豆煮至熟软，再放马齿苋煮熟。③ 加盐调味，淋芝麻油即可。

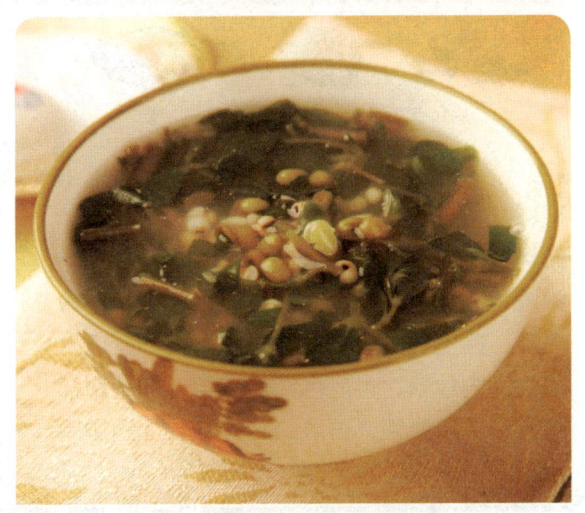

魔芋

【每日适宜用量】80克

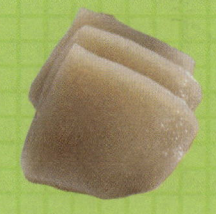

- 热量：37 千卡
- 碳水化合物：78.8 克
- 蛋白质：4.6 克
- 脂肪：0.1 克

降糖原理

魔芋的主要成分是一种名叫葡甘露聚糖的可溶性膳食纤维，吸水后能膨胀至原体积的 30～100 倍，食后有饱足感，能延缓对葡萄糖的吸收；葡甘露聚糖不能被人体消化、吸收，在小肠里可以抑制葡萄糖的吸收，减缓餐后血糖上升速度，使血糖较为稳定；还能吸附并抑制体内过量的脂肪，并加速其排出体外，适合肥胖型糖尿病患者食用。

应用指南

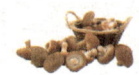 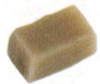 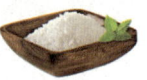 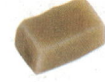 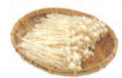

香菇　　魔芋　　盐　　　　　　魔芋　　黄豆芽　　金针菇

化痰散积、降压降糖

材料： 香菇 200 克，魔芋 150 克

调料： 盐、淀粉、鸡粉各适量，植物油 4 毫升

做法： 香菇、魔芋洗净切片，下入沸水中氽煮后，捞出。加入植物油起锅，将香菇倒入热油锅内炒软，再清水倒入锅中，加适量盐煮沸；放入魔芋，再煮约 2 分钟，加适量鸡粉调味，以淀粉勾芡拌匀即可。

平压降压、利尿消肿

材料： 魔芋 150 克，黄豆芽 200 克，金针菇 100 克，竹笋 50 克

调料： 盐、醋、食用油各适量

做法： 魔芋丝、黄豆芽洗净；竹笋切丝；金针菇洗净。将处理好的材料分别以滚水氽烫后，一起放入调理盆中，再加入所有调味料拌匀即可。

腐竹青豆烧魔芋

材料：水发腐竹150克，魔芋结200克，青豆180克，葱段、姜片、蒜末各少许

调料：盐、鸡粉、生抽、食用油各适量

做法

①腐竹洗净切段；魔芋结和青豆洗净，分别汆水。②用油起锅，放姜片、蒜末、葱段、青豆、魔芋结、腐竹，注水翻炒片刻；放入调料炒匀，中火煮半分钟，转大火收汁；倒入水淀粉翻炒至食材入味即可。

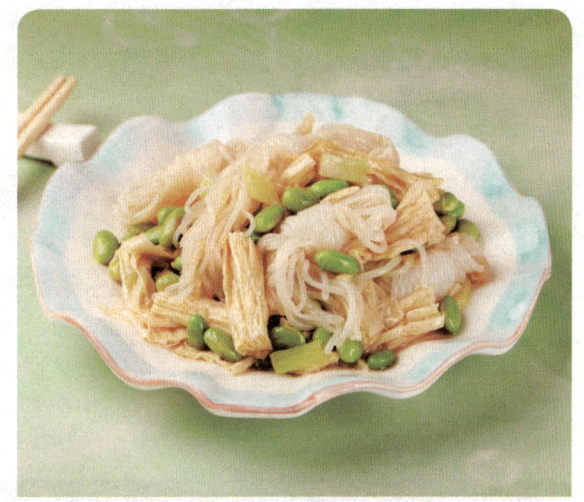

菠菜拌魔芋

材料：魔芋200克，菠菜180克，枸杞15克，熟芝麻、蒜末各少许

调料：盐、鸡粉、芝麻油各适量

做法

①魔芋洗净切块；菠菜洗净切段；分别汆煮至断生。②取一个碗，倒入魔芋块和菠菜、枸杞，加蒜末、鸡粉、盐、芝麻油，搅拌至食材入味。③取一个干净的盘子，盛入拌好的少许，撒上熟芝麻即可。

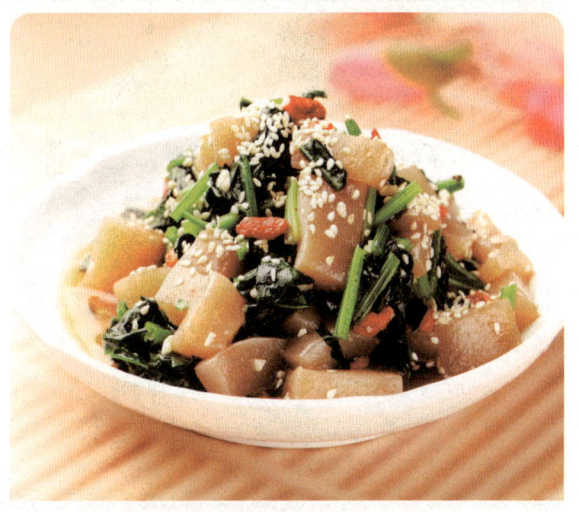

玉米

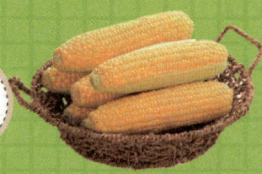

【每日适宜用量】50~100克

- 热量：106 千卡
- 碳水化合物：22.8 克
- 蛋白质：4 克
- 脂肪：1.2 克

降糖原理

玉米含丰富的不饱和脂肪酸和膳食纤维，有利于降低餐后血糖水平。玉米中含有一种特殊的抗癌物质——谷胱甘肽，它进入人体后可与多种致癌物质结合，使致癌物失去致癌性。玉米中含有丰富的铬，铬在糖代谢中起着重要的作用，与胰岛素一同参与体内葡萄糖的利用过程，而铬缺乏会引起糖尿病和动脉粥样硬化。

应用指南

  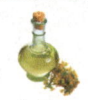

鲜玉米粒　　面粉　　食用油

  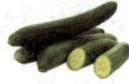

鲜玉米粒　　胡萝卜　　黄瓜

降压降脂、防止便秘

材料： 鲜玉米粒 150 克，面粉 50 克，甜椒、胡萝卜各 10 克

调料： 盐 2 克，食用油 10 毫升

做法： 将玉米粒洗净、煮熟。将面粉放入碗中，加入适量清水调成均匀的面糊，放入玉米粒拌匀。锅底刷少许食用油，倒入面糊小火煎至熟透即可。

降低血脂、稳定血糖

材料： 鲜玉米粒 120 克，鸡蛋 50 克，胡萝卜 50 克，黄瓜 50 克

调料： 盐 2 克，橄榄油 5 毫升

做法： 将玉米洗净剥取玉米粒；黄瓜、胡萝卜切丁，一同焯熟沥干。鸡蛋煮熟去壳、切丁。将玉米粒、胡萝卜、黄瓜、鸡蛋放入碗中，加盐、橄榄油拌匀即可。

杏鲍菇炒鲜玉米

材料： 杏鲍菇100克，鲜玉米粒150克，胡萝卜50克，姜片、蒜末各少许

调料： 盐、鸡粉、白糖、食用油、水淀粉各适量

做法

①将食材洗净切好，备用。②锅中注水煮沸，加盐、食用油、杏鲍菇煮1分钟，再倒入胡萝卜丁和玉米粒，煮至食材断生捞出。③用油起锅，倒入食材和调料，用水淀粉勾芡即可。

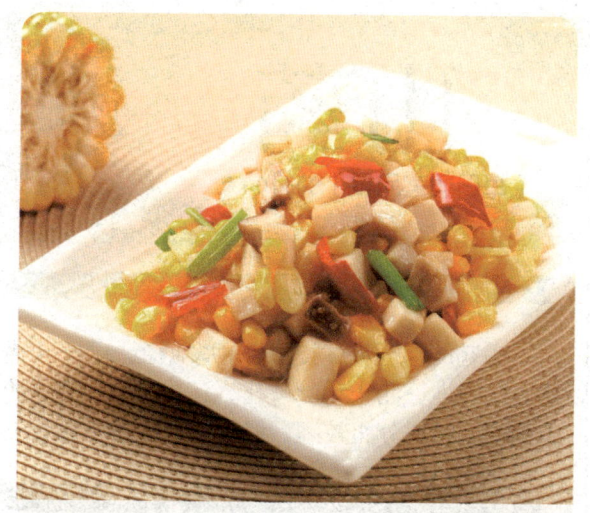

胡萝卜玉米牛蒡汤

材料： 胡萝卜90克，玉米棒150克，牛蒡140克

调料： 盐、鸡粉各2克

做法

①将洗食材洗净切好，备用。②砂锅中注水烧开，倒入牛蒡、胡萝卜块、玉米棒，煮沸后用小火煮约30分钟，至食材熟透；加入盐、鸡粉，续煮至食材入味。③关火后盛出煮好的牛蒡汤，装在碗中即可。

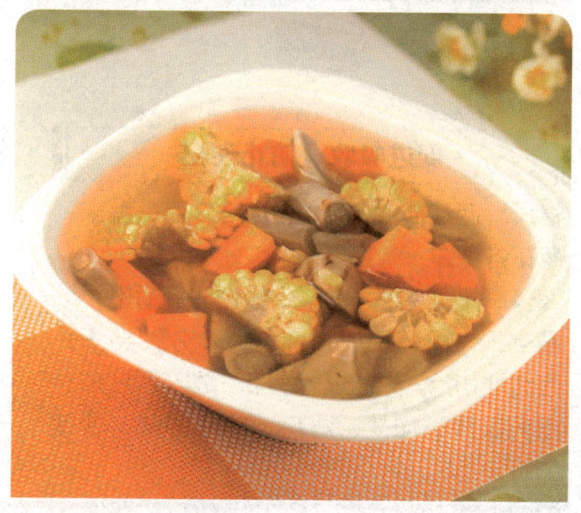

山药

【每日适宜用量】 80~100克

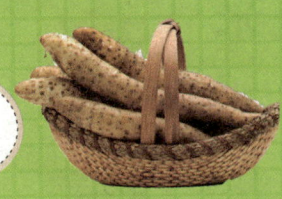

- 热量：56千卡
- 碳水化合物：12.4克
- 蛋白质：1.9克
- 脂肪：0.2克

降糖原理

山药能够为人体提供一种多糖蛋白质——黏液蛋白，它能预防心血管的脂肪沉积，保持血管弹性，防止动脉硬化，还可减少皮下脂肪堆积，避免因肥胖所引起的糖尿病。虽然山药中淀粉成分比较高，但用它来代替主食，有益于控制糖尿病患者的餐后血糖水平。

应用指南

 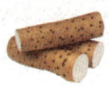 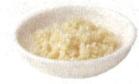 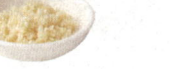 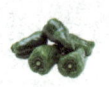

西红柿　　山药　　蒜末　　　　　山药　　橙汁　　青椒

促进吸收、防止便秘

材料： 西红柿100克，山药200克，蒜末、葱花各少许

调料： 盐、鸡粉、白醋、植物油各适量

做法： 将山药切片，沸水焯2分钟沥干；西红柿切片。热油爆香葱蒜，放入西红柿、山药翻炒，加盐、鸡粉、白醋调味，炒熟即可。

改善代谢、控制血糖

材料： 山药100克，橙汁50克，蒜末、青椒片、红椒片各少许

调料： 盐、水淀粉、植物油各适量

做法： 山药去皮切丁，入沸水中焯1分钟沥干。热油炒香蒜末、青红椒片，放入山药翻炒；加入橙汁、盐，炒匀；加水淀粉勾芡即可。

山药莴笋炒鸡胗

材料： 山药150克，莴笋100克，胡萝卜30克，鸡胗200克，姜片、蒜末、葱段各少许
调料： 盐、鸡粉、水淀粉、食用油各适量

做法

① 各食材洗净去皮，切片；鸡胗装入碗中，加入调料腌渍。② 胡萝卜片、莴笋片、山药片焯水捞出；另起锅注水烧沸，将鸡胗氽烫片刻捞出。③ 用油起锅，放入食材、调料翻炒至食材熟透即可。

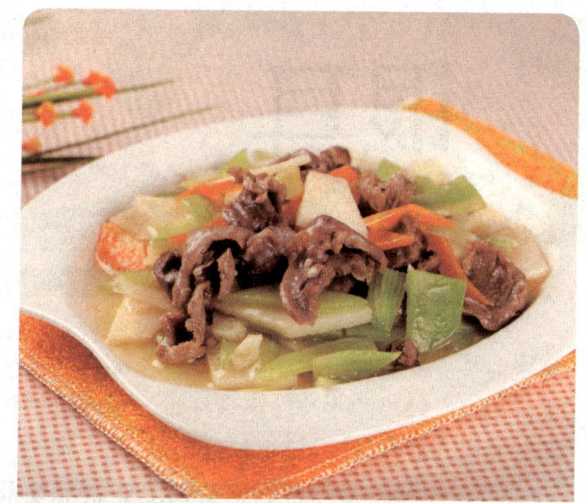

猪血山药汤

材料： 猪血270克，山药70克，葱花少许
调料： 盐2克，胡椒粉少许

做法

① 将山药洗净去皮，切片；洗好的猪血切小块。② 锅中注水烧热，倒入猪血，氽去污渍捞出；另起锅，注水烧开，倒入猪血、山药，烧开后用中小火煮约10分钟至食材熟透，加盐关火后待用。③ 汤碗中撒入胡椒粉，盛入锅中的汤料，撒上葱花即可。

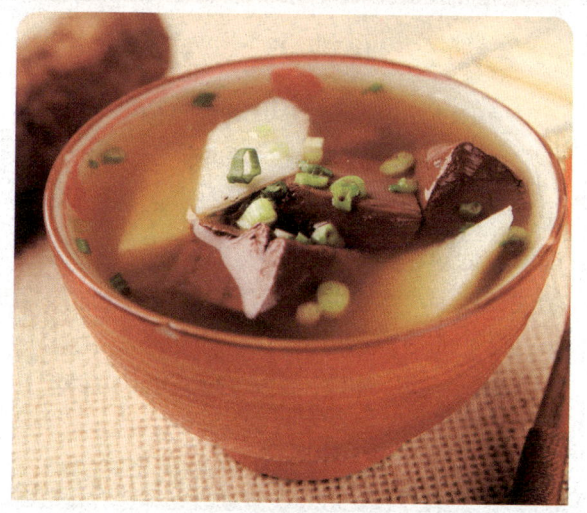

银耳

【每日适宜用量】20克

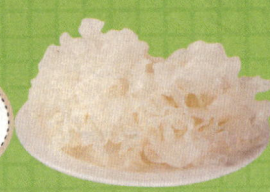

- 热量：200千卡
- 碳水化合物：67.3克
- 蛋白质：10克
- 脂肪：1.4克

降糖原理

银耳含有钙、镁、钾、铁、磷等多种矿物质，有助于控制血糖升高，而且银耳所含的热量很低，又含有丰富的膳食纤维，能有效地延缓血糖上升，是糖尿病患者的理想食物。银耳中含有较多的水溶性膳食纤维，可减缓消化速度并加快排泄胆固醇，从而稳定血糖、降低血胆固醇和甘油三酯的含量。

应用指南

  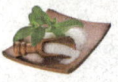

西红柿　　　干银耳　　　白糖

补脾开胃、养心润肺

材料：西红柿150克，干银耳20克

调料：白糖5克

做法：将银耳泡发洗净，切去根部，撕成小朵；西红柿洗净后切小丁快。锅内加适量水，放入银耳、西红柿块，大火煮沸至西红柿软熟，加入白糖，搅拌至其融化即可。

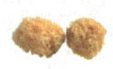 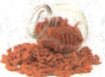 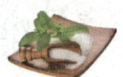

干银耳　　　枸杞　　　白糖

滋阴养颜、养肝明目

材料：干银耳30克，枸杞20克

调料：白糖5克

做法：将银耳泡发，清洗干净，切成小朵；枸杞洗净后泡发。锅中加入适量清水烧开，下入银耳、枸杞，大火煮沸，加入白糖，转小火焖煮2~10分钟即可。

柠檬银耳浸凉瓜

材料：苦瓜140克，水发银耳100克，柠檬50克，红椒圈少许

调料：盐2克，白糖4克，白醋10毫升

做法

① 将食材切好备用。② 碗中倒入白醋、白糖、盐，搅拌至白糖溶化，制成味汁，待用。③ 大碗中倒入苦瓜、银耳、柠檬片、红椒圈，倒入味汁，搅拌均匀即可。

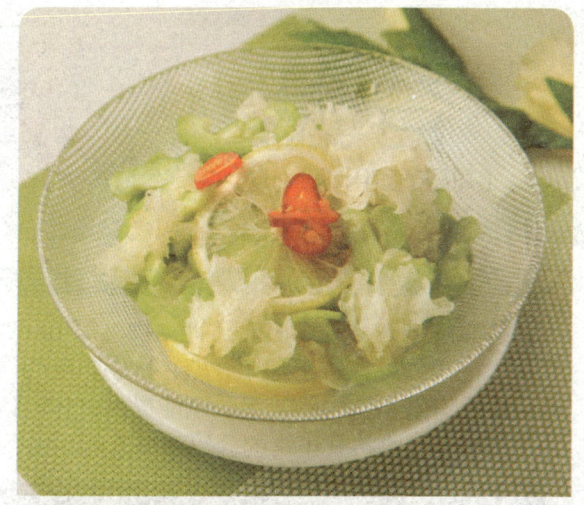

枇杷银耳汤

材料：枇杷160克，干银耳10克

调料：冰糖30克

做法

① 将干银耳泡发，去根部，切成小朵；枇杷洗净，去皮、核，切小块，备用。② 砂锅中注水，放入银耳，大火烧开后转小火炖煮至银耳熟软；放入枇杷、冰糖，搅匀，续煮约10分钟。③ 关火后盛出煮好的枇杷银耳汤即可。

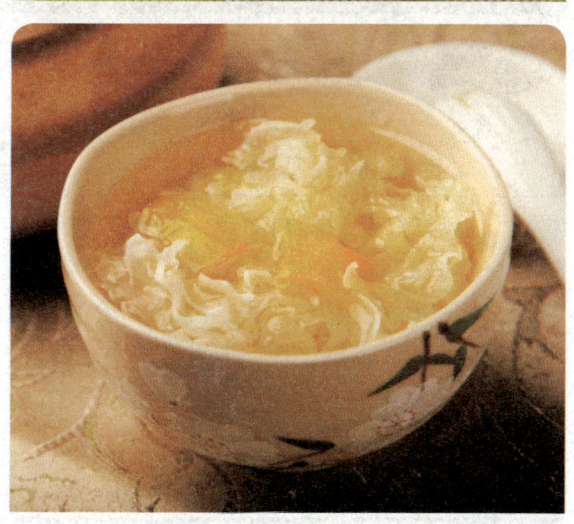

香菇

【每日适宜用量】 20克

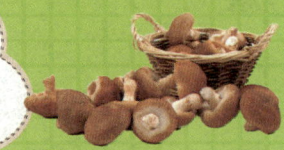

- 热量：19千卡
- 碳水化合物：5.2克
- 蛋白质：2.2克
- 脂肪：0.3克

降糖原理

降糖原理香菇是优质的高钾食物，每100克干香菇含钾量高达464毫克，具有"植物皇后"的美称。香菇还有降血糖、抗癌防癌的作用，适合糖尿病并发高血压的患者食用。香菇中含有较丰富的硒元素，硒能提高机体的抗氧化能力，保护胰岛细胞免受有害物质自由基的损害，维持其正常的分泌胰岛素的功能，从而降低血糖，改善糖尿病症状。

应用指南

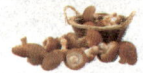 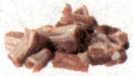 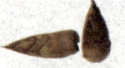 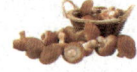 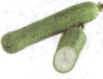 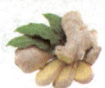

香菇　　排骨　　冬笋　　　　　香菇　　丝瓜　　生姜

滋阴利尿、降低血脂

材料： 香菇150克，排骨150克，冬笋100克
调料： 盐适量
做法： 将冬笋洗净切片；香菇洗净，切片备用；排骨洗净，砍成小块，放入沸水中氽烫去除血水。锅中加入适量水烧沸，将冬笋、香菇、排骨放入，待水再沸后，转小火煮至排骨肉变软，起锅前调入盐即可。

清热解渴、补虚强身

材料： 香菇30克，丝瓜120克，姜末、葱花各少许
调料： 盐2克，鸡粉、食用油各适量
做法： 将香菇洗净切粗丝；丝瓜去皮洗净，切小块。油锅爆香姜末，放入香菇丝、丝瓜翻炒；加水、盐、鸡粉，煮至食材熟软；盛出煮好的汤，撒上葱花即可。

素炒香菇芹菜

材料： 西芹95克，彩椒45克，鲜香菇30克，胡萝卜片、蒜末、葱段各少许

调料： 盐3克，鸡粉、水淀粉、食用油各适量

做法

① 将食材切好、备用。② 锅中烧开水，加入盐、食用油、胡萝卜片、香菇丝、西芹段、彩椒煮至食材断生捞出。③ 用油起锅，放入蒜末、葱段，再倒入所有食材翻炒；加入调料，炒至食材熟软即可。

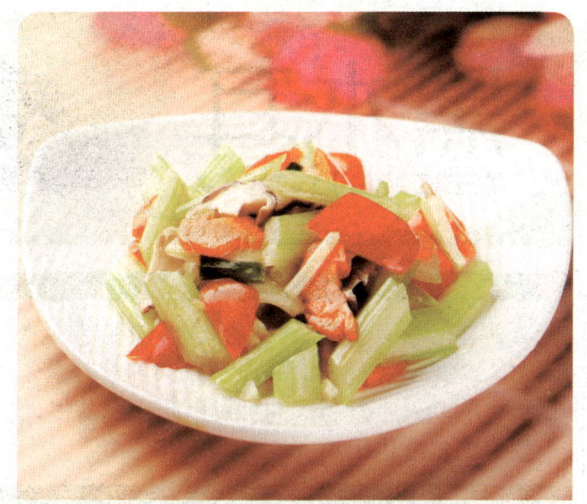

香菇扒茼蒿

材料： 茼蒿200克，水发香菇50克，彩椒片、姜片、葱段各少许

调料： 盐、鸡粉、食用油各适量

做法

① 将食材洗净切好，备用。② 锅中注水烧开，倒入食用油、盐、茼蒿，煮至软捞出，铺在盘中；香菇倒入沸水锅中，焯煮片刻捞出。③ 用油起锅，放入食材、调料，翻炒均匀盛出，放在茼蒿上即可。

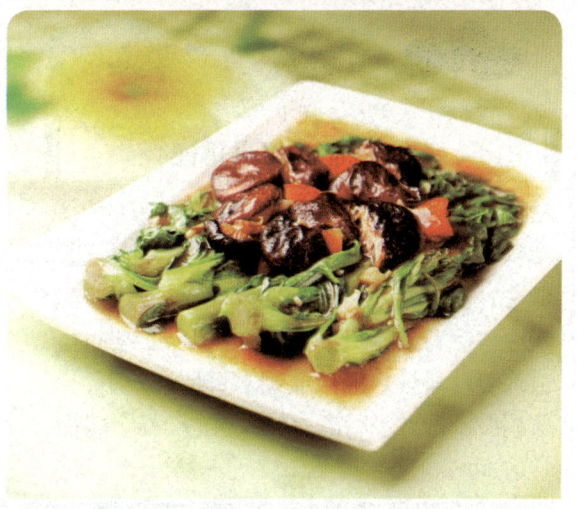

黑木耳

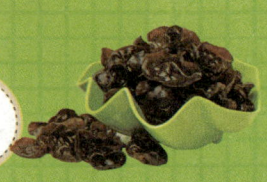

【每日适宜用量】15克（干品）

- 热量：205 千卡
- 碳水化合物：65.6 克
- 蛋白质：12.1 克
- 脂肪：1.5 克

降糖原理

黑木耳含有蛋白质、脂肪、多糖和钙、磷、铁等元素以及胡萝卜素、维生素 B_1、维生素 B_2、烟酸等，还含有磷脂、固醇等营养素。黑木耳中所含的多糖成分具有调节血糖、降低血糖的功效；其富含的钾可以防止高盐摄入引起的血压升高，对糖尿病并发高血压患者有很好的食疗作用。

应用指南

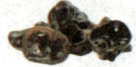 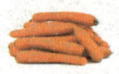

黑木耳　　胡萝卜　　橄榄油

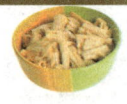 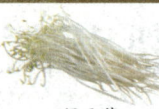 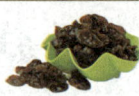

腐竹　　绿豆芽　　黑木耳

降压降脂、促进排便

材料： 黑木耳、胡萝卜各200克，姜片少许

调料： 橄榄油5毫升，料酒、盐、鸡粉各适量

做法： 黑木耳用冷水泡发洗净；胡萝卜洗净切片。锅置火上倒油，待油烧至七成热时，放入姜片煸炒，随后放黑木耳稍炒一下，再放胡萝卜片，最后依次放入料酒、盐、鸡粉，炒匀即可。

润肠通便、利尿通淋

材料： 腐竹150克，绿豆芽、黑木耳各100克，姜末少许

调料： 橄榄油5毫升，盐、鸡粉、水淀粉各适量

做法： 腐竹、绿豆芽、黑木耳洗净；腐竹泡发切段。油锅烧热，放姜末、绿豆芽、黑木耳煸炒；加入水、盐、鸡粉、腐竹，用小火烧3分钟，用水淀粉勾芡即可。

黄豆芽木耳炒肉

材料： 黄豆芽100克，猪瘦肉200克，水发木耳40克，蒜末、葱段各少许

调料： 盐、鸡粉、料酒、食用油各适量

做法

①将食材切好，备用。②肉片装碗中，加盐、鸡粉腌渍；锅中注水烧开，加入木耳煮半分钟，加入黄豆芽，煮半分钟，捞出。③用油起锅，倒入肉片，炒变色；放入调料、木耳、豆芽翻炒均匀。

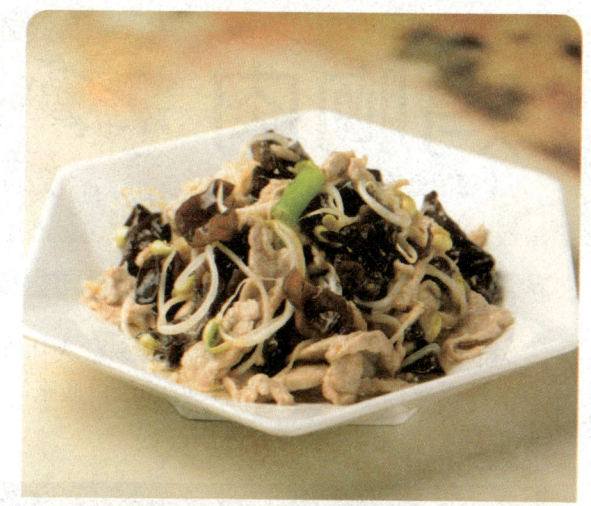

甜椒紫甘蓝拌木耳

材料： 紫甘蓝120克，彩椒90克，水发木耳40克，蒜末少许

调料： 盐、鸡粉、白糖、食用油各适量

做法

①将食材切好、备用。②锅中注水烧开，加入盐、食用油、木耳、彩椒丝、紫甘蓝，煮至食材熟软后捞出。③将焯煮好的食材装入碗中，放入调料，搅拌至食材入味，盛入盘中，摆好盘即可。

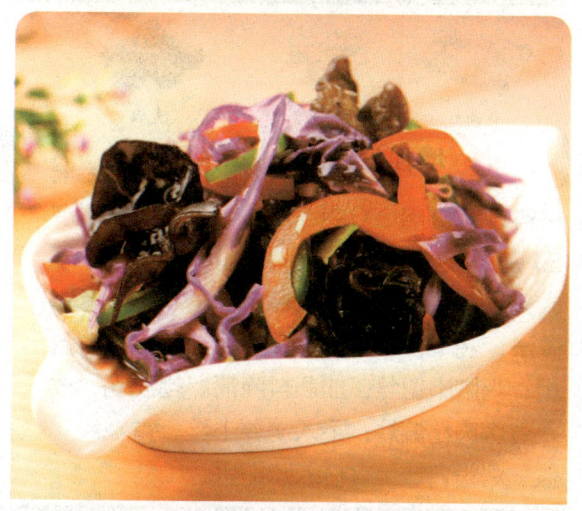

鸡胸肉

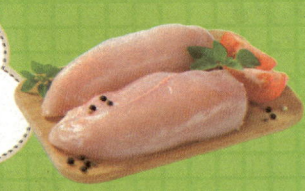

【每日适宜用量】80克

- 热量：133千卡
- 碳水化合物：2.5克
- 蛋白质：19.4克
- 脂肪：5克

降糖原理

鸡肉含有丰富的优质蛋白，且容易被人体吸收，糖尿病患者蛋白质的消耗得比正常人要快，所以鸡肉是糖尿病患者良好的蛋白质来源。而且鸡肉营养丰富，有良好的滋补作用，尤其适合体虚的糖尿病患者食用。

应用指南

 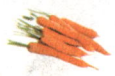 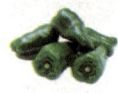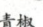

鸡胸肉　　　胡萝卜　　　青椒

增强免疫、防癌抗癌

材料： 鸡胸肉300克，胡萝卜100克，青椒20克

调料： 盐、鸡粉、食用油各适量

做法： 将胡萝卜、青椒洗净切细丝，焯煮备用；鸡胸肉切丝，加调料腌渍。起油锅，放入鸡胸肉丝煸炒；下入胡萝卜丝、青椒丝、盐、鸡粉，炒至食材入味即可。

 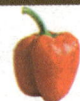

鸡胸肉　　　菠萝　　　红椒

降血糖、养心润肺、生津止渴

材料： 鸡胸肉200克，菠萝50克，红椒适量

调料： 盐、鸡粉、生抽、水淀粉各适量

做法： 将菠萝去皮洗净，切片，用盐水浸泡15分钟；红椒洗净，切圈；鸡胸肉洗净，切片。起油锅，油烧至六成热时下鸡胸肉炒熟，放入菠萝、红椒炒熟；加调料炒匀，用水淀粉勾芡即可。

竹笋炒鸡丝

材料：竹笋170克，鸡胸肉230克，彩椒35克，姜末、蒜末各少许

调料：盐、鸡粉、料酒、水淀粉、食用油各适量

做法

① 将食材洗净切好。② 鸡胸肉丝装碗中，加入调料腌渍；锅中注水烧开，放入竹笋丝，焯煮半分钟捞出。③ 热锅注油，倒入食材、调料，拌炒片刻至食材入味即可。

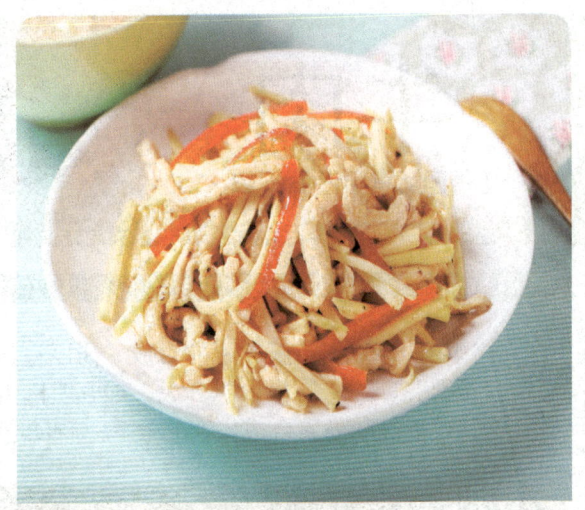

苦瓜拌鸡片

材料：苦瓜120克，鸡胸肉100克，彩椒25克，蒜末少许

调料：盐、鸡粉、水淀粉、食用油各适量

做法

① 将食材切好，备用。② 鸡胸肉装碗中，放入盐、鸡粉、水淀粉、食用油，腌渍；彩椒、苦瓜焯水捞出；锅中注油烧热，倒入鸡肉片，炒至转色捞出。③ 大碗中倒入食材，加盐、鸡粉调味即可。

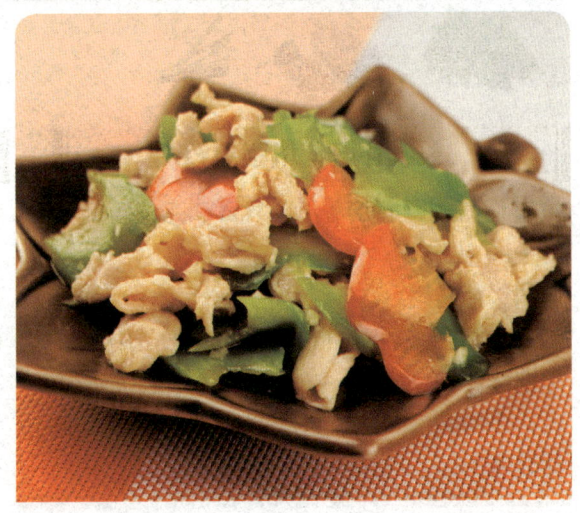

牛肉

【每日适宜用量】80克

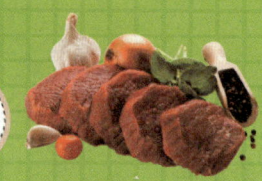

- 热量：125 千卡
- 碳水化合物：2 克
- 蛋白质：19.9 克
- 脂肪：4.2 克

降糖原理

牛肉中的硒可促进胰岛素的合成，所以适量吃些牛肉对控制血糖有一定的好处。牛肉中锌含量很高，能支持蛋白质合成，增强肌肉力量，提高胰岛素合成的效率。牛肉所含的镁元素，可提高胰岛素合成代谢的效率，预防心脑血管并发症。

应用指南

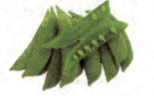 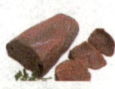 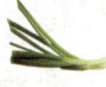

荷兰豆　　牛肉　　葱

益气补虚、增强免疫

材料： 荷兰豆150克，牛肉200克，葱、姜各少许

调料： 盐适量

做法： 将荷兰豆洗净，焯水后沥干备用；牛肉洗净切块，氽水。油锅烧热，放葱、姜爆香，下牛肉煸炒熟，再加入荷兰豆炒熟，加盐调味即可。

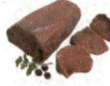 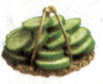

牛肉　　黄瓜　　姜

清热润肠、补益气血

材料： 牛肉200克，黄瓜150克，葱、姜各少许

调料： 盐适量

做法： 将牛肉洗净切块，氽水；黄瓜削皮，洗净切片。油锅烧热，放葱、姜爆香，下牛肉煸炒熟，再加入黄瓜炒熟，加盐调味即可。

杨桃炒牛肉

材料： 牛肉130克，杨桃120克，彩椒50克，姜片、蒜片、葱段各少许

调料： 盐、鸡粉、食用油各适量

做法

①将食材切好，备用；牛肉片装碗中，放入调料拌匀，腌渍入味。②锅中注水烧开，倒入牛肉，大火汆煮至其变色后捞出待用。③用油起锅，将食材、调料，翻炒炒匀即可。

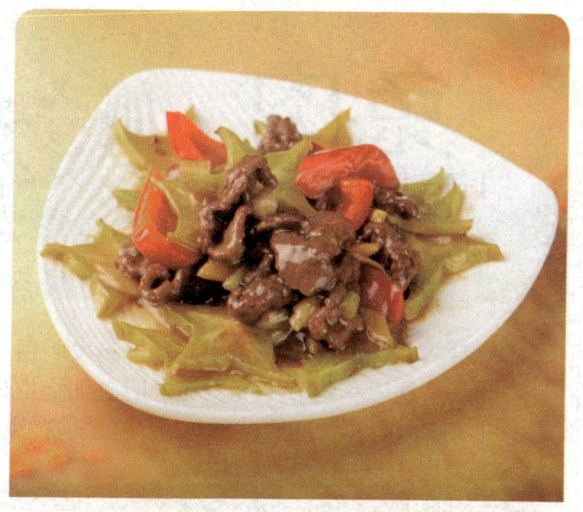

芸豆平菇牛肉汤

材料： 牛肉120克，水发芸豆100克，平菇90克，姜丝、葱花各少许

调料： 盐、鸡粉、食用油各适量

做法

①将平菇洗净切小块；牛肉洗净切成小片，装碗中，放入调料腌渍入味。②锅中注水烧开，倒入芸豆、姜丝，煮沸后用小火煮软，加入调料、牛肉、平菇，略煮片刻至食材熟透盛出，撒上葱花即可。

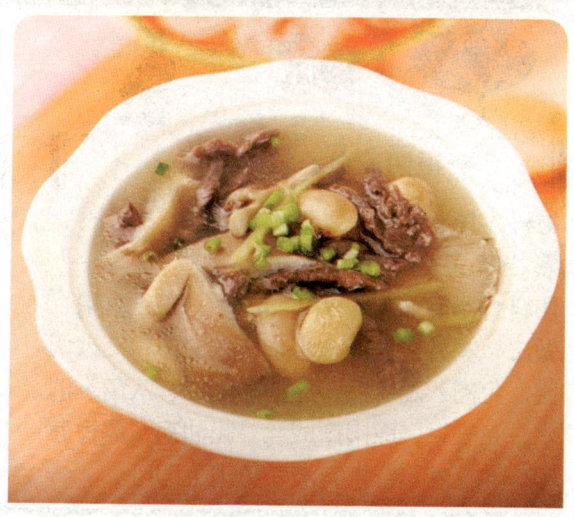

兔肉

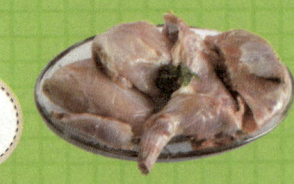

【每日适宜用量】80克

- 热量：102千卡
- 碳水化合物：0.9克
- 蛋白质：19.7克
- 脂肪：2.2克

降糖原理

桑葚具有补肝益肾、生津润肠、乌发明目、止渴解毒、滋阴养血等功效。现代药理研究表明，桑葚还有调节免疫、促进造血细胞生长、抗衰老、降血脂、护肝等保健作用。常用于肺痨咳血者，肾虚腰膝酸软、五心烦热、阳痿早泄、遗精、夜尿频多者等。

应用指南

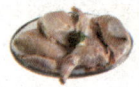 兔肉 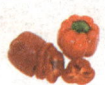 红椒 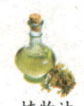 植物油

滋阴凉血、益气补虚

材料： 兔肉300克，红椒适量，葱段、熟芝麻、姜片各少许

调料： 植物油6毫升，盐、八角各适量

做法： 将兔肉洗净余水，洗去血沫；红椒切圈。兔肉入高压锅，加盐、姜片、八角、清水，煮软烂，取肉撕成丝。起油锅，爆香葱段、熟芝麻、红椒，浇在兔肉上即可。

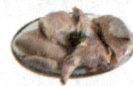 兔肉 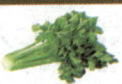 芹菜   红椒

降压降糖、益智健脑

材料： 熟兔肉500克，芹菜100克，红椒20克，蒜末少许

调料： 盐、生抽、鸡粉、芝麻油各适量

做法： 芹菜、红椒洗净切丝，余水备用；熟兔肉剔除骨头，取肉切丝。把食材一起放入碗中，加入蒜末、生抽、盐、鸡粉、芝麻油，拌匀至食材入味即可。

兔肉煲萝卜

材料：兔肉500克，白萝卜500克，香叶、八角、草果、姜片、葱段各少许

调料：盐2克，料酒10毫升，生抽10毫升

做法

① 将兔肉切块；白萝卜切小块，入开水锅中煮沸，捞出沥干。② 用油起锅，放入调料、兔肉，略炒片刻，加入清水煮沸；倒入白萝卜，小火焖15分钟。③ 将材料转到砂锅中煲煮至熟软，放入葱段即可。

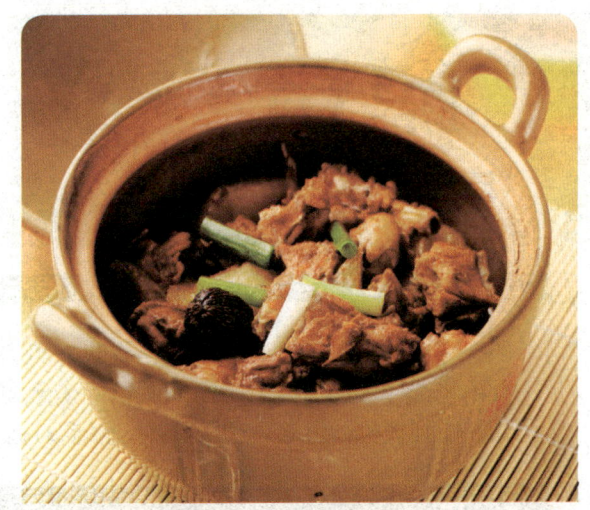

山药枸杞兔骨汤

材料：兔骨350克，山药120克，枸杞20克，姜片15克

调料：盐、鸡粉、胡椒粉、料酒各适量

做法

① 将兔骨斩块；山药洗净去皮切块，待用。② 锅中注水烧开，倒入兔骨、料酒，余煮1分钟捞出。③ 锅中注水烧开，下入姜片、兔骨、山药、料酒，烧开后改小火炖1小时；调入调料，盛出撒上葱段即可。

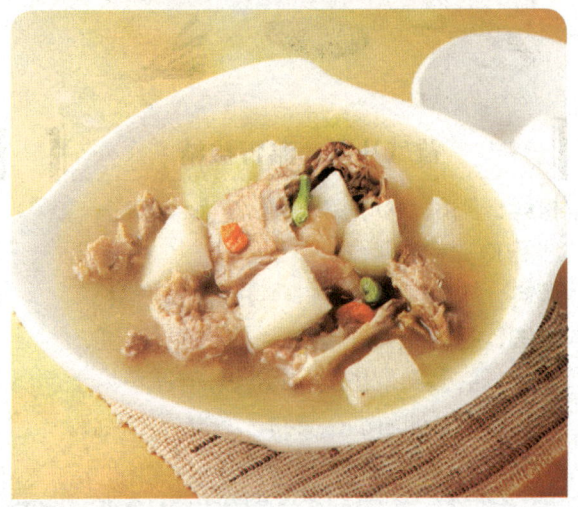

鲳鱼

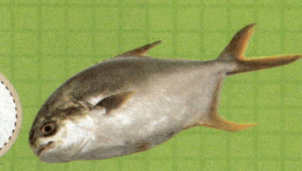

【每日适宜用量】80~100克

- 热量：140千卡
- 碳水化合物：0克
- 蛋白质：18.5克
- 脂肪：7.3克

降糖原理

鲳鱼含有丰富的不饱和脂肪酸，有降低胆固醇的功效，对高血脂、高胆固醇的人来说是一种不错选择。鲳鱼含有丰富的微量元素硒和镁，对冠状动脉硬化等心血管疾病有预防作用，并能延缓机体衰老，预防癌症，降低血糖。

应用指南

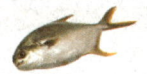 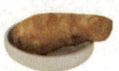 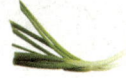

鲳鱼　　姜　　葱

益气补血、温胃益精

材料： 鲳鱼500克，姜丝40克，葱白、姜丝各10克

调料： 盐、鸡粉、豉油、食用油各适量

做法： 将葱白垫于盘底，放上鲳鱼，放上姜丝、盐，蒸熟取出；将油烧热，淋在鱼身上。锅底留油，加清水、豉油、鸡粉、芝麻油，煮沸制成味汁，浇入盘中即可。

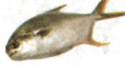 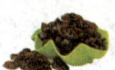 

鲳鱼　　木耳　　葱花

益气养血、降压降脂

材料： 鲳鱼300克，水发木耳100克

调料： 盐、鸡粉、料酒、食用油各适量

做法： 将木耳洗净切朵；鲳鱼两面均打上花刀，放入盘中，撒上盐、料酒，腌渍入味。锅中倒油烧热，放鲳鱼，煎至呈金黄色；注入清水，煮至熟透；倒入木耳、盐、鸡粉，煮至熟透盛出即可。

苦瓜焖鲳鱼

材料： 鲳鱼550克，苦瓜260克，彩椒15克
调料： 料酒、盐、鸡粉、食用油各适量
做法

①食材切好备用。②用油起锅，放入鲳鱼，煎至两面断生，放入调料搅匀；倒入苦瓜、彩椒，小火续煮至食材入味；盛出摆入盘中。③在锅里的汤料中加鸡粉，搅匀盛出，均匀地浇在鲳鱼上即可。

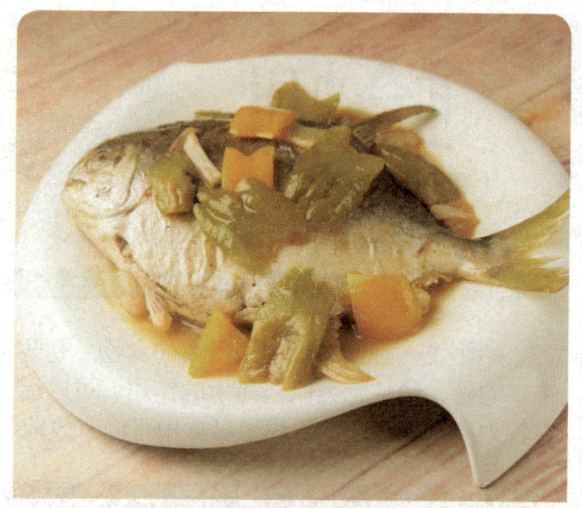

茄汁鲳鱼

材料： 鲳鱼450克，熟松仁30克，西红柿60克，胡萝卜40克，豌豆30克
调料： 盐、白糖、番茄酱、食用油各适量
做法

①食材切好备用。②豌豆、胡萝卜焯水捞出；热锅注油烧热，鲳鱼裹上生粉，放入热油中，炸至金黄捞出。③用油起锅，倒入焯过水的食材、调料，调成味汁；盛出味汁，浇在鱼身上，撒上松仁即可。

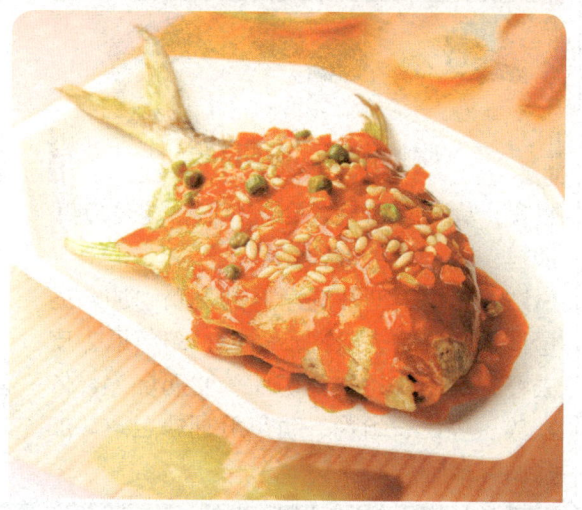

蛤蜊

【每日适宜用量】 100克

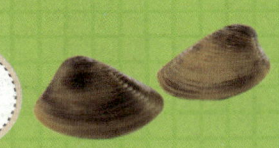

- 热量：62 千卡
- 碳水化合物：2.8 克
- 蛋白质：10.1 克
- 脂肪：1.1 克

降糖原理

蛤蜊是一种低热量、高蛋白的食物，是防治中老年人慢性病的理想食品。蛤蜊中含有丰富的硒，硒具有类似胰岛素的作用，可以促进葡萄糖的运转，以降低血糖。蛤蜊中还含有较为丰富的钙，糖尿病患者食用可以有效地防治骨质疏松症。

应用指南

 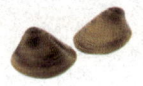 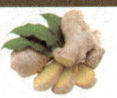 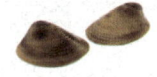 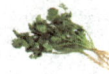

葫芦瓜　　蛤蜊　　生姜　　　　蛤蜊　　白菜　　香菜

降低血糖、滋阴润燥

材料： 葫芦瓜200克，蛤蜊300克，生姜10克
调料： 盐、食用油各适量
做法： 将蛤蜊剖开洗净，倒入锅中加入适量清水煮沸，去除泥沙备用；葫芦瓜去皮去籽，切小块；生姜切片。油锅烧热，依次放入姜片、蛤蜊、葫芦瓜翻炒至熟，加盐调味即可。

降低血脂、加速代谢

材料： 蛤蜊300克，白菜250克，香菜10克，生姜少许
调料： 高汤、盐、植物油各适量
做法： 将蛤蜊剖开洗净；白菜、香菜洗净，切段。油锅烧热，下入蛤蜊煎2分钟至腥味去除；加入高汤烧沸，下入白菜、生姜煲20分钟；调入盐，撒上适量香菜即可。

莴笋炒蛤蜊

材料：莴笋、胡萝卜各100克，熟蛤蜊80克，姜片、蒜末、葱段各少许

调料：盐、鸡粉、料酒、蚝油、水淀粉、食用油各适量

做法

①将食材切好；莴笋、胡萝卜焯水。②油锅爆香葱姜蒜，倒入熟蛤蜊肉、料酒、莴笋、胡萝卜，炒熟。③转小火，放入蚝油、盐、鸡粉、水淀粉，翻炒均匀即可。

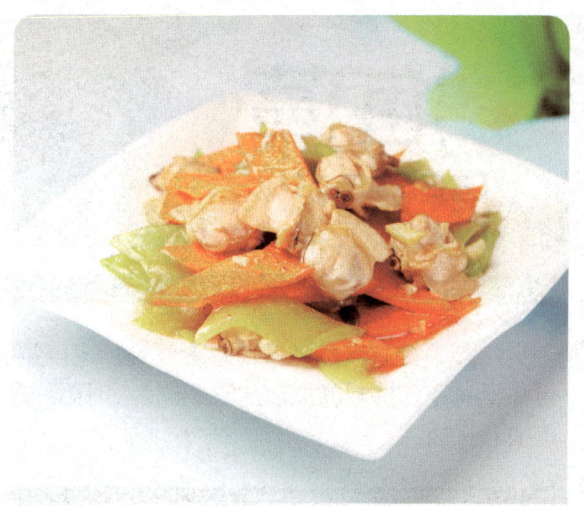

蛤蜊豆腐炖海带

材料：蛤蜊、豆腐各200克，海带100克，蒜末、姜片、葱花各少许

调料：盐、鸡粉、料酒、生抽、水淀粉、芝麻油、食用油各适量

做法

①将豆腐、海带切块，焯水。②起油锅，爆香姜、蒜，倒入豆腐、海带，加料酒、生抽、水，煮沸；加蛤蜊煮熟；加盐、鸡粉、水淀粉、芝麻油炒匀。③关火盛出即可。

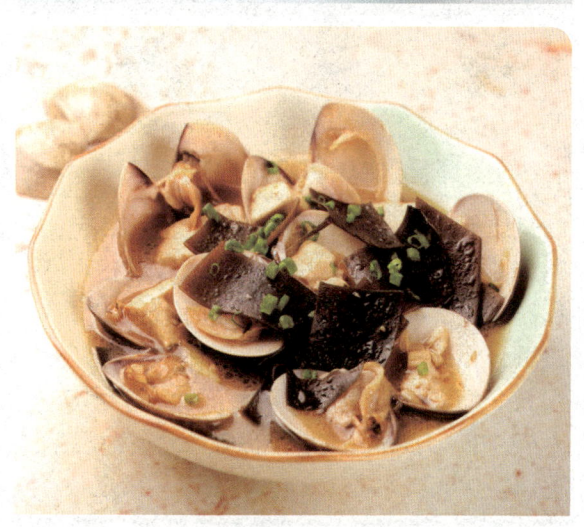

海藻

【每日适宜用量】 50克

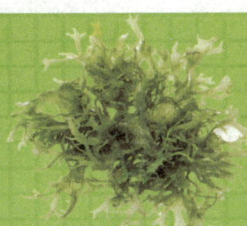

- 热量：89 千卡
- 碳水化合物：15.3 克
- 蛋白质：1.4 克
- 脂肪：7.5 克

降糖原理

海藻中含有大量可溶性膳食纤维，不仅具有减少葡萄糖的吸收、稳定血糖的作用，还可降低血脂，协同降低血清总胆固醇和甘油三酯含量，从而预防糖尿病并发动脉硬化等心脑血管疾病。

应用指南

 海藻　　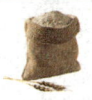 面粉　　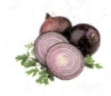 洋葱

降低血压、稳定血糖

材料： 海藻90克，面粉80克，洋葱70克，鸡蛋1个

调料： 盐、鸡粉、芝麻油、食用油适量

做法： 洋葱切粒；海藻煮熟，切粒。将洋葱粒、海藻、鸡蛋、调料、面粉、清水放入碗中拌匀搅成蛋糊入煎锅，煎至焦黄色取出，切成块即可。

 海藻　　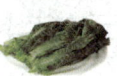 莴笋叶　　 鸡蛋

降压降糖、滋阴补虚

材料： 海藻70克，莴笋叶200克，鸡蛋1个

调料： 盐、鸡粉、芝麻油、食用油各适量

做法： 将鸡蛋打入碗中调匀；洗净的莴笋叶切段。锅中注水烧开，倒入食用油、盐、鸡粉、莴笋叶，搅散，煮至熟软；加入洗净的海藻，煮沸；倒入鸡蛋液，搅拌匀，至其成蛋花；淋入芝麻油，拌匀调味即可。

凉拌海藻

材料: 水发海藻180克,彩椒60克,熟白芝麻6克,蒜末、葱花各少许

调料: 盐、陈醋、生抽、芝麻油各少许

做法

①彩椒洗净切粗丝,备用。②锅中注水烧开,放入盐、海藻、彩椒丝,拌煮至食材断生捞出。③把焯煮好的食材装入碗中,撒上调料,拌至食材入味;盘中盛入拌好的食材,撒上熟白芝麻,摆好盘即可。

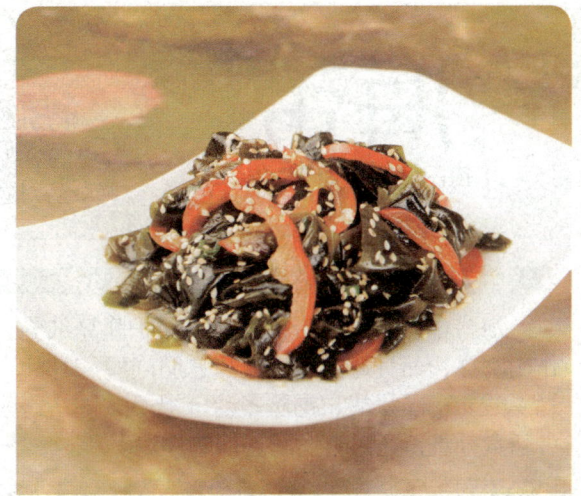

莲藕海藻红豆汤

材料: 莲藕150克,海藻80克,水发红豆100克,红枣20克

调料: 盐2克,鸡粉2克,胡椒粉少许

做法

①莲藕洗净去皮切丁。②砂锅中注水烧开,放入红枣、红豆、莲藕、海藻,烧开后用小火煮40分钟,至食材熟透;放入盐、鸡粉、胡椒粉,拌匀调味。③关火后盛出煮好的汤料,装入汤碗中即可。

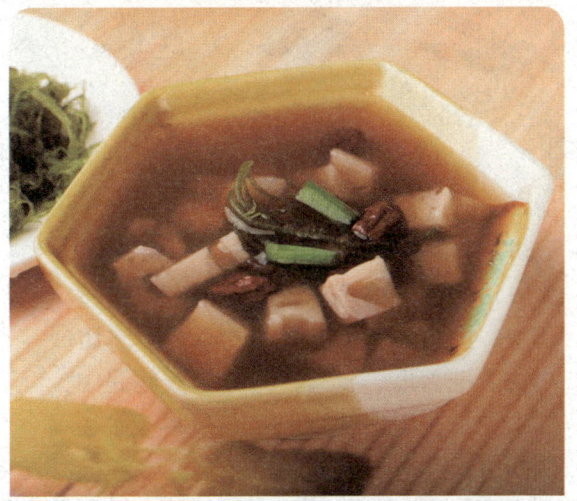

海带

【每日适宜用量】40~60克

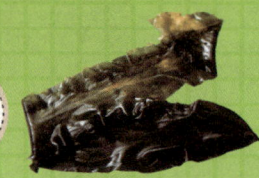

- 热量：12千卡
- 碳水化合物：2.1克
- 蛋白质：1.2克
- 脂肪：0.1克

降糖原理

海带中含有的海带多糖能够保护胰岛细胞，并且可增加糖尿病患者的糖耐量，降血糖作用明显，而且还可降低血清总胆固醇和甘油三酯含量，防治动脉硬化。海带含有大量的褐藻酸、褐藻氨酸、褐藻多糖、褐藻酸钠，这些成分都具有降血糖的作用，褐藻多糖是一种膳食纤维，还具有润肠通便的作用。

应用指南

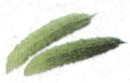 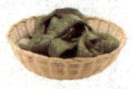 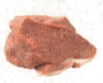  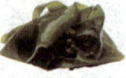 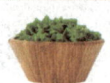

苦瓜　　海带　　瘦肉　　　　　白萝卜　　海带　　葱花

降糖降压、排毒瘦身

材料： 苦瓜150克，海带100克，瘦肉200克
调料： 盐、鸡粉各适量
做法： 将苦瓜洗净，切成两半，挖去核，切块；海带浸泡1小时，洗净；瘦肉切成小块。把苦瓜、瘦肉、海带放入砂锅中，加适量清水，煲至瘦肉烂熟；调入盐、鸡粉即可。

清热生津、润肠通便

材料： 白萝卜200克，海带180克，姜片、葱花各少许
调料： 盐、鸡粉、食用油各适量
做法： 将洗净去皮的白萝卜切丝；海带切丝。油锅放入姜片爆香，倒入白萝卜丝炒匀；注入适量清水，烧开后倒入海带煮沸；放盐、鸡粉搅匀，盛出，放上葱花即可。

海带拌豆苗

材料： 海带 70 克，枸杞 10 克，豌豆苗 100 克

调料： 盐、鸡粉、芝麻油、食用油各适量

做法

①洗好的海带切丝。②锅中注水烧开，放入海带、食用油、盐、豌豆苗，搅拌均匀，略煮片刻，倒入枸杞，略煮捞出。③焯好的食材装入碗中，放入鸡粉、盐、芝麻油，搅拌片刻使食材入味即可。

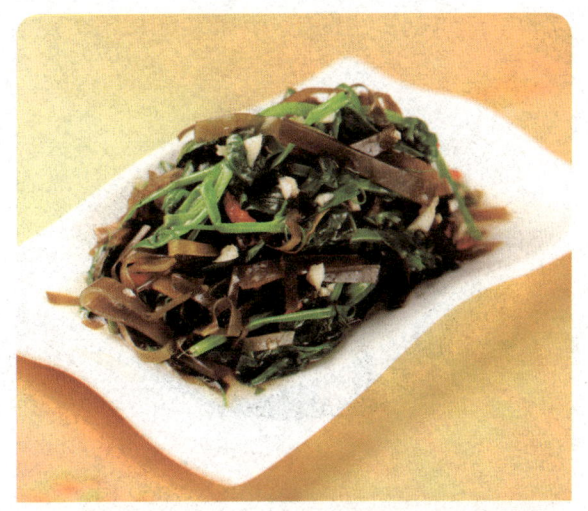

淡菜海带冬瓜汤

材料： 冬瓜 300 克，海带 200 克，水发淡菜 150 克，姜丝、葱花各少许

调料： 盐、鸡粉各 2 克，料酒 4 毫升

做法

①食材切好备用。②砂锅中注水烧开，加淡菜、姜丝、料酒，煮沸后小火煮 20 分钟；倒入冬瓜片、海带，小火续煮至食材熟透；加盐、鸡粉，大火煮至汤汁入味。③盛出冬瓜汤，装入碗中，撒上葱花即可。

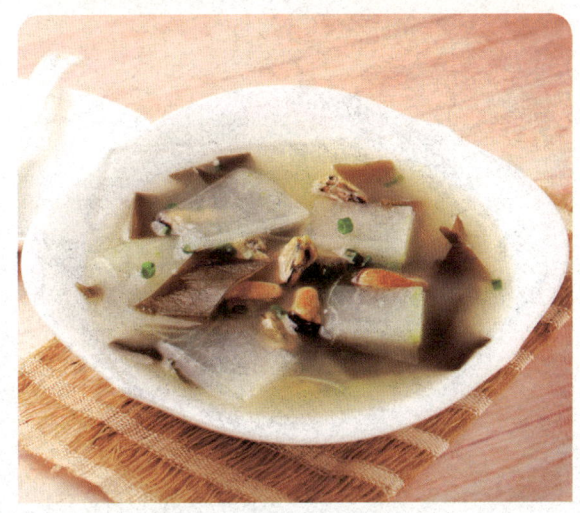

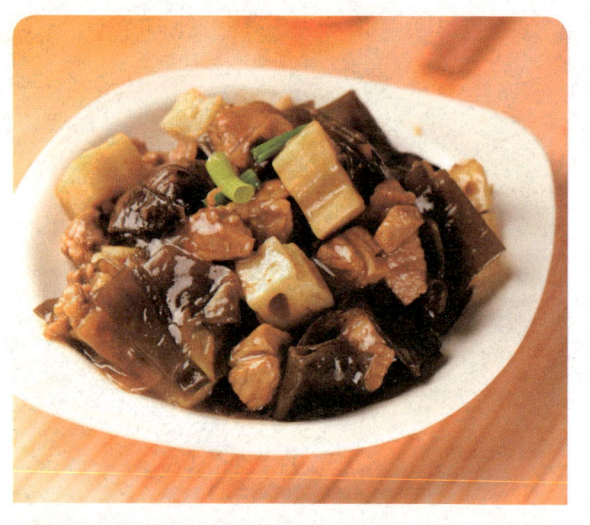

莲藕海带烧肉

材料：莲藕、海带各100克，猪腱肉200克
调料：白糖、水淀粉、料酒、食用油各适量
做法

①各食材切好备用。②锅中注水烧开，放入海带、藕丁，煮半分钟捞出。③用油起锅，倒入肉丁，翻炒转色；加入调料、清水，煮沸，加入海带、藕丁，小火焖20分钟，大火收汁；倒入水淀粉，炒匀盛出即可。

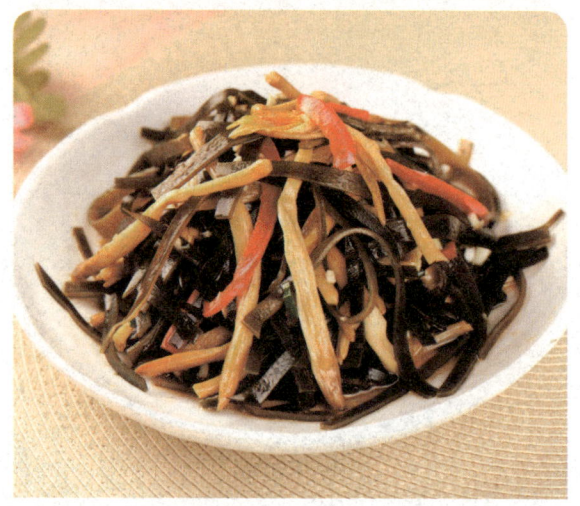

黄花菜拌海带丝

材料：水发黄花菜100克，水发海带80克，彩椒50克，蒜末、葱花各少许
调料：盐、鸡粉、生抽、陈醋、芝麻油各少许
做法

①食材切好，分别汆煮至断生捞出。②把焯煮熟的食材装入碗中，撒上蒜末、葱花，加入少许盐、鸡粉，淋入适量生抽、芝麻油、陈醋，搅拌至食材入味。③取干净盘子，盛入拌好的食材，摆好盘即可。

part 3 常见糖尿病并发症饮食推荐

糖尿病并发症是导致糖尿病患者死亡的主要原因。糖尿病的各种慢性并发症发生的早晚和严重程度与血糖、血脂、血压控制的好坏等有直接关系。所以控制好血糖值是预防糖尿病并发症的重中之重。俗话说"三分治,七分养",饮食调养是糖尿病最基本的治疗方法之一。本章介绍了6种最常见的糖尿病并发症,并针对各种并发症给出了饮食建议及生活调理方法,同时提供了适于糖尿病并发症患者食用的菜例作为参考。

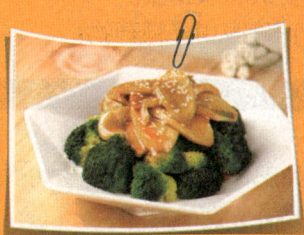
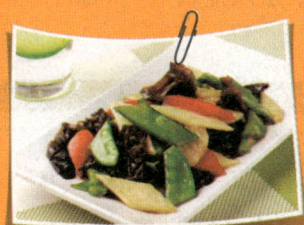
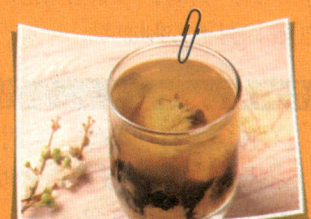

糖尿病并发高脂血症

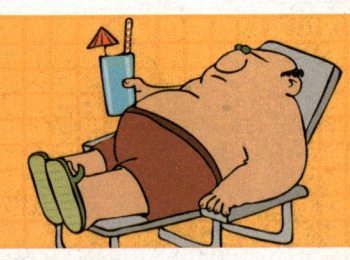

病症简介

糖尿病并发高脂血症是常见的糖尿病并发症,指由于胰岛素分泌不足,引起的代谢功能紊乱,导致血脂升高。因为胰岛素具有促进脂蛋白分解的作用,当胰岛素分泌不足或体内产生胰岛素抵抗时,患者血液中的甘油三酯、低密度脂蛋白、极低密度脂蛋白都会明显升高,因此出现血脂异常的表现。胰岛素不足会引起高血脂,而高血脂也会加重糖尿病的病情,二者互相影响,所以控制好血脂有利于控制血糖。

生活调理

①合理饮食,控制体重:坚持益于控制病情的饮食,减少高脂肪类和高胆固醇食品摄入,同时保持体重在正常范围内,不宜太瘦也不宜太胖。

②适当运动:选择有氧运动形式,如步行、慢跑、太极拳等。每周运动3~5次,每次持续20~60分钟。

③忌烟限酒:一定要戒烟,尽量不要喝酒,如果要饮酒须少量。

④坚持正确服用降糖药物。

饮食建议

①饮食要有规律性,定时定量,禁止暴饮暴食。

②限制脂肪的摄入,少吃高脂肪、高胆固醇的食物,如肥肉、动物内脏及油炸食品等。烹炒时少油或以氽、煮、拌、蒸、卤的菜为主,同时适当补充膳食纤维。

③饮食要以清淡为原则,减少盐的摄入。要多吃含有维生素、矿物质的蔬菜水果,有助于促进脂质代谢。

④少吃甜食,尽量少食含糖分高的糕点、饮料等。

蒜烧黄鱼

材料： 黄鱼400克，大蒜35克，姜片、葱段、香菜各少许

调料： 盐、鸡粉、白糖各2克，生粉9克，蚝油7克，生抽、料酒、老抽、食用油各适量

做法

① 大蒜洗净切片；处理干净的黄鱼切花刀，放调味料腌渍，撒上生粉，炸至金黄色。② 锅底留油，放入所有材料、调料煮熟，装入盘中，放上香菜点缀即可。

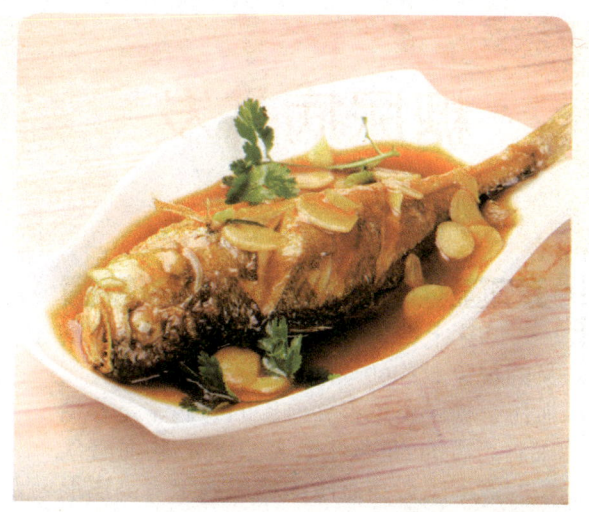

海带丝拌土豆丝

材料： 海带120克，土豆90克，彩椒50克，蒜末、葱花各少许

调料： 盐3克，鸡粉4克，生抽6毫升，陈醋8毫升，芝麻油2毫升

做法

① 洗好的彩椒、海带切丝；土豆去皮洗净切丝；分别汆水。② 将焯过水的食材装入碗中，放入蒜末、葱花、生抽、盐、鸡粉、陈醋、芝麻油，拌匀调味即可。

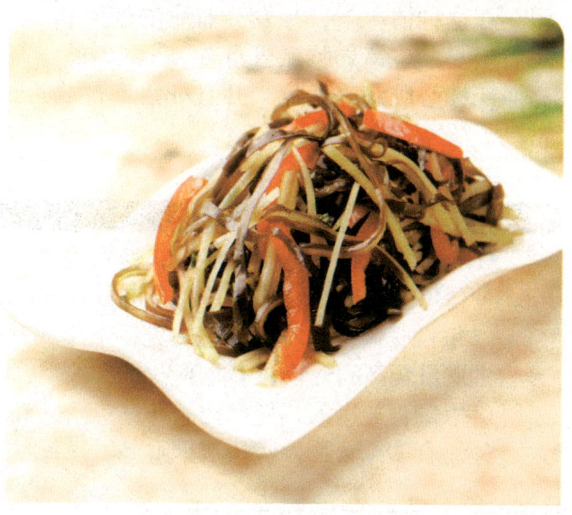

糖尿病并发高血压

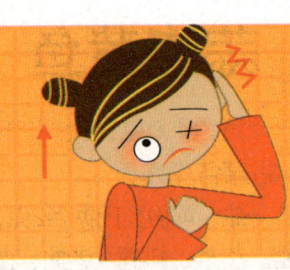

病症简介

临床上糖尿病和高血压并存是非常常见的现象，约60%的糖尿病患者并发有高血压，糖尿病患者高血压的患病率是非糖尿病患者的2倍以上，其并发心脑血管疾病的概率比无高血压的糖尿病患者高出很多。在这种情况下，并发高血压的糖尿病患者极易发生诸如脑血管意外、冠心病、高血压性心脏病等病症，并且死亡率都非常高。

生活调理

①坚持合理的饮食习惯，不能因生活习惯和作息时间而改变。

②适当运动：运动可以促进胰岛素的分泌，改善血液循环，辅助控制血压。患者可以选择散步、中速行走、慢跑等非剧烈性运动。

③保持情绪稳定，少动怒。糖尿病并发高血压患者保持心态平和非常重要。

④戒烟，少喝酒、咖啡。

饮食建议

①合理调节饮食，少量多餐，避免过饱。高血压患者常较肥胖，应注意控制每日总热量，使体重达到标准要求，并适当进行有规律的体育运动。

②每日烹调用油不能超过25克；不用烟熏或油炸、煎炸的方法来烹调食物；不吃肥肉及含油脂量较高的食物；多吃高纤维、谷类、粗粮等食物；不吃或少吃甜食。

③限制食盐摄入，每日控制在2~5克；腌制品及咸菜应少吃或不吃。

④忌食辛辣食物，坚持戒烟限酒。

菊花普洱茶

材料： 山楂20克，普洱茶叶8克，菊花6克

做法

① 将洗净的山楂去除头尾，对半切开，去除果核，再把果肉切小块，备用。② 砂锅中注入清水烧开，倒入山楂、普洱茶叶、菊花，搅拌匀。③ 煮沸后用小火煮约5分钟，至茶水散出香味；关火后盛出煮好的茶水，装入杯中，趁热饮用即可。

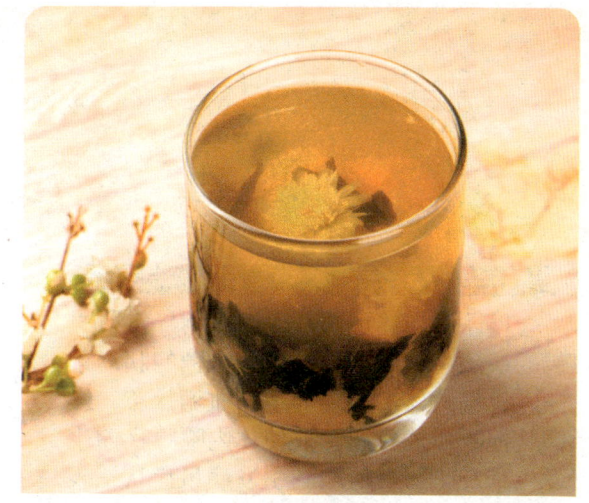

玉米须芦笋鸭汤

材料： 鸭腿200克，玉米须30克，芦笋70克，姜片少许

调料： 料酒8毫升，盐2克，鸡粉2克

做法

① 洗净的芦笋切段；鸭腿斩成小块，氽去血水。② 砂锅中注水烧开，放姜片、鸭腿块、芦笋、玉米须、料酒拌匀，烧开后小火炖40分钟；放鸡粉、盐，拌匀调味；把煮好的汤料盛出即可。

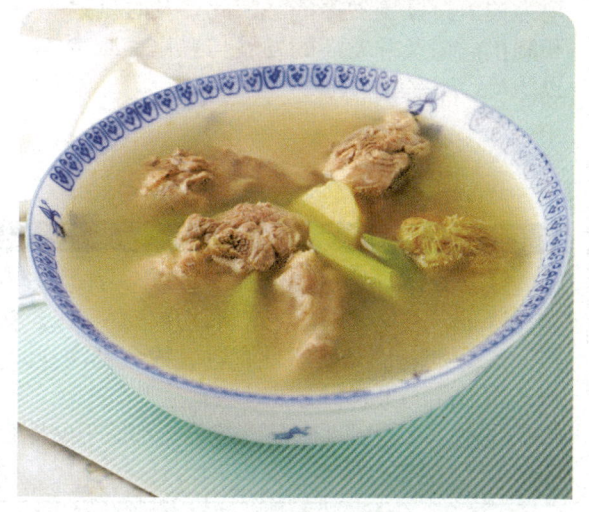

糖尿病并发痛风

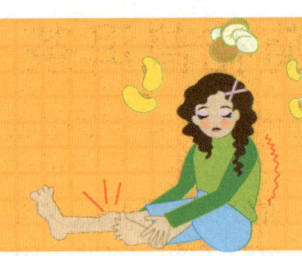

病症简介

糖尿病与痛风都是体内代谢异常所引起的疾病。糖尿病患者调节血糖的胰岛素缺乏,导致体内持续处于高血糖状态,影响其他物质的代谢,致使体内嘌呤代谢也发生紊乱。尿酸值增高引发痛风症状,表现为关节持续剧烈疼痛。因此要及时延迟和制止病情及并发症的发展与恶化,减少致残及致死率。

生活调理

①控制每日进食总量,低脂低糖择食,控制体重:适当控制饮食,避免暴饮暴食,保持理想体重,避免由于肥胖而诱发的高血糖和高尿酸血症。主食尽量以馒头、面条、玉米为主,以利尿酸排出。

②注意休息与保暖:规律作息,无论工作还是生活都不宜过于劳累,根据天气情况注意保暖,不要受凉,穿鞋要舒适。

③定期检查:要经常检测血液,定期复查肾功能,检测肾功能代谢情况。

饮食建议

①每日饮水量尽量保持在2~3升,并且均匀饮水,每小时一杯,以增加尿量,使尿酸水平降低。避免饮用含糖饮料,并忌食一切含糖食品。

②忌烟、酒及刺激性食物,饮食要清淡,少吃含盐量高的食物。减少动物内脏、海鲜、豆制品的摄入,必要时禁食。

③适当多食碱性食品,蔬菜类都属于碱性食物,可多吃。

西红柿炒冬瓜

材料： 西红柿100克，冬瓜260克，蒜末、葱花各少许

调料： 盐2克，鸡粉2克，食用油适量

做法

① 洗净去皮的冬瓜切片，余水；洗好的西红柿切块。② 用油起锅，放入蒜末、西红柿、冬瓜、盐、鸡粉，炒匀调味；倒入水淀粉，翻炒均匀；盛出装入盘中，撒上葱花即可。

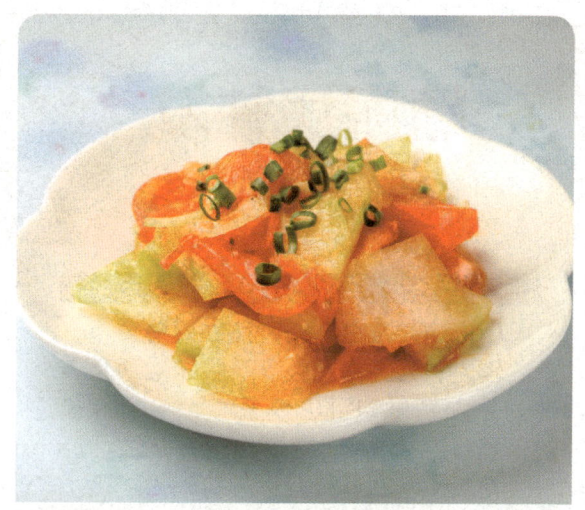

梅汁苦瓜

材料： 苦瓜180克，酸梅酱50克

调料： 盐3克

做法

① 洗好的苦瓜对半切开，去籽，切条。② 锅中注水烧开，放入盐、苦瓜，煮1分钟，至其断生，捞出备用。③ 把煮好的苦瓜倒入碗中，加入盐，倒入酸梅酱，搅拌至食材入味，盛出装入盘中即可。

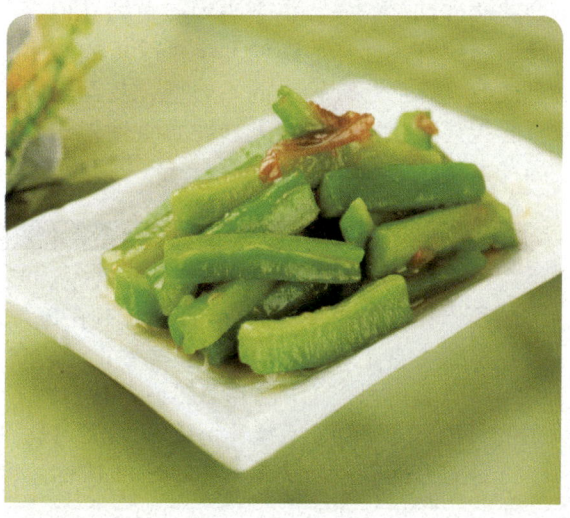

糖尿病并发冠心病

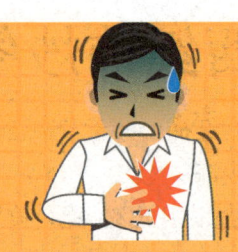

病症简介

糖尿病并发冠心病时往往病情较重,预后较差,死亡率比较高。临床上通常表现为:发病早期可出现恶心、呕吐等症状;发病24~48小时内可出现发烧,体温一般在38℃左右,并且可维持一周。由于糖尿病性神经病变,患者的神经末梢受损时,痛阈升高,造成即使发生了严重的心肌缺血,疼痛也较轻微而不典型,甚至没有心绞痛症状,故引起无痛性心肌梗死的高发生率。

生活调理

①注意饮食,控制体重:多吃含有大量维生素和矿物质的水果和蔬菜,使饮食营养均衡。通过适当的运动来消除多余的脂肪,减轻心脏负担。

②减轻精神压力:寻求各种途径来减轻生活上的压力,可以通过培养爱好或运动来解除日常生活中的紧张情绪。

③控制高血压、高胆固醇:定期到医院进行复查。

饮食建议

①清淡饮食。烹调时尽量选择植物油,最好是橄榄油、菜籽油等,因为植物油含有较多的不饱和脂肪酸。用油量要严格控制在每天25克以内。

②饮食宜定时、定量,少食多餐;忌甜食、饱食、烟、酒及刺激性食物。

③饮食应易消化,多摄入低碳水化合物、低脂、低盐、高蛋白质、高维生素、高纤维素的食物,如草莓、橄榄、无花果、猕猴桃、白萝卜等。

④进餐时间要与胰岛素注射时间相配合。

金银花丹参饮

材料： 金银花5克，丹参5克

做法：
① 砂锅中注入清水烧开，倒入金银花、丹参。② 盖上盖，煮沸后用小火煮约15分钟，至其析出有效成分。③ 揭盖，拌煮片刻；盛出煮好的药茶，滤取茶汁，装入茶杯中即可。

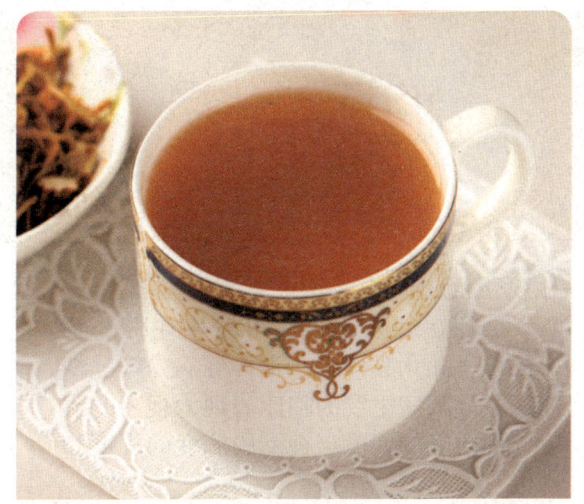

杏鲍菇扣西蓝花

材料： 杏鲍菇120克，西蓝花300克，白芝麻、姜片、葱段各少许

调料： 盐5克，鸡粉2克，蚝油8克，陈醋、生抽、料酒、水淀粉各5毫升，食用油适量

做法：
① 将杏鲍菇洗净切片汆水；西蓝花切块汆水，摆盘。② 用油起锅，放姜葱、杏鲍菇、料酒、生抽、蚝油炒匀，加水、盐、鸡粉、陈醋、水淀粉，炒匀装盘，撒上白芝麻即可。

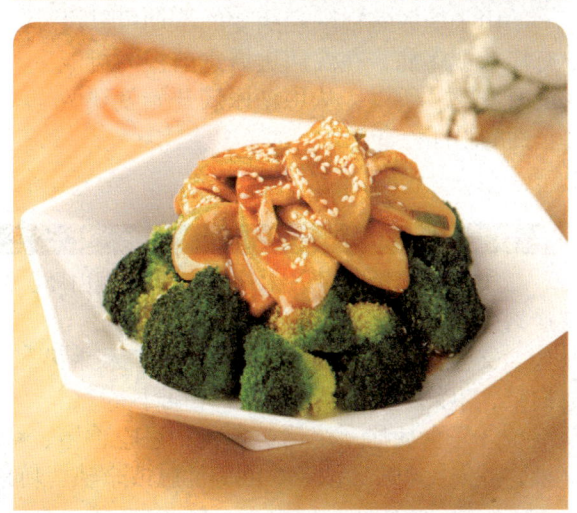

糖尿病性眼病

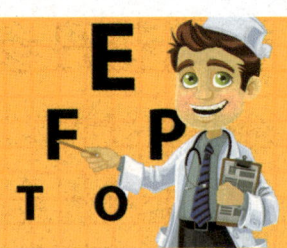

病症简介

糖尿病并发的眼病可发生在眼的各个部位,如角膜异常、视神经病变等。糖尿病并发眼病主要的临床表现为视力的改变,而改变的程度与视网膜病变的程度和部位有关。

由于糖尿病视网膜病变的早期可以没有症状或疼痛,在疾病进展之前视力可能没有变化。所以,从患糖尿病开始就要做全面的眼部检查。

生活调理

①控制热量摄入,补充维生素,根据自身情况限制碳水化合物的摄入量。

②注意眼部卫生:不用手乱揉眼睛,不过度用眼;平时可使用穴位按摩的方法进行眼部的保健。

③及时检查,预防病变:定时遵医嘱做全面的眼部检查,每年至少检查一次眼底,以便及早发现病变和治疗。如眼部有异常感觉,应及时去找眼科医生检查及治疗,并缩短眼科随诊时间。

饮食建议

①控制热量的摄入,补充充足的蛋白质,限制碳水化合物的摄入量。可多食用牛奶、瘦肉、沙丁鱼等富含优质蛋白质的食物。

②多食用富含维生素的新鲜蔬菜和水果,如苹果、猕猴桃、草莓、柚子、胡萝卜、大白菜、生菜、黄花菜、包菜、白萝卜等。

③忌食油炸、烧烤类食物;忌吃香椿、蒜苗、动物内脏、肥肉、大蒜、胡椒、干辣椒、芥末、咖啡、浓茶、酒等油腻或辛辣、刺激性食物。

白菜梗拌胡萝卜丝

材料： 白菜梗120克，胡萝卜200克，青椒35克，蒜末、葱花各少许

调料： 盐3克，鸡粉2克，生抽3毫升，陈醋6毫升，芝麻油适量

做法

① 将洗净的白菜梗、胡萝卜、青椒切丝，汆水。② 把焯煮好的食材装入碗中，加盐、鸡粉、生抽、陈醋、芝麻油、蒜末、葱花，搅拌入味，盛入盘中即可。

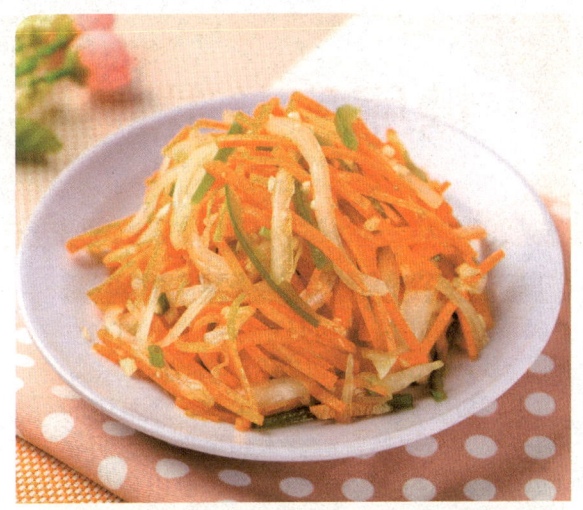

决明子菊花枸杞茶

材料： 决明子15克，菊花4克，枸杞15克

做法

① 砂锅中注入清水烧开。② 倒入洗好的决明子、菊花、枸杞，盖上盖，烧开后用小火煮5分钟，至药材析出有效成分。③ 揭开盖，略微搅动片刻；把煮好的药茶盛出，装入碗中即可。

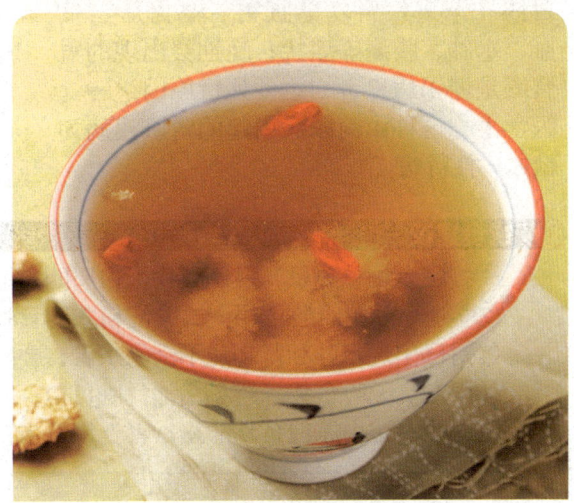

糖尿病并发肾病

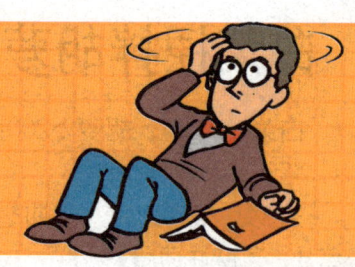

病症简介

糖尿病并发肾病是糖尿病常见的并发症，多见于1型糖尿病患者，病程时间长。由于肾脏的血液供应十分丰富，血液中的糖分很容易侵袭肾脏。本病早期并无明显临床症状，随着病情的加重，会出现如蛋白尿、渐进性肾功能损害、高血压、贫血、水肿、腰痛等症状；晚期会出现的肾衰竭是糖尿病患者的主要死亡原因之一。医学上称这种由糖尿病引起的肾脏疾病为糖尿病性肾病。

生活调理

①注意饮食，控制血糖，主副食搭配比例适当。

②避免过度劳累，注意休息，适当运动，如慢跑、舞蹈、骑车、球类运动等。

③避免各种外伤，做好皮肤清洁护理，特别是会阴部水肿的患者，用软垫支撑起受摩擦部位，减少活动，防止摩擦。

④糖尿病患者应在控制好血糖的基础上定期体检、复查尿常规，若尿中出现蛋白应尽早治疗，以免贻误病情。

饮食建议

①控制食物总热量，限制植物蛋白质的摄取量，尽量选择优质动物蛋白。
②控制碳水化合物的摄入，含淀粉多的食物应该少吃，避免血糖升高，加重病情。
③对已出现水肿和肾功能不全的患者，要限制钠的摄入，提倡低盐或者无盐饮食。
④限制高嘌呤食物，避免增加肾脏负担，同时少吃高脂肪、高胆固醇食物。
⑤对于有蛋白尿但肾功能正常者，每日蛋白质的摄入量以80~100克为宜。

冬瓜炒芥蓝

材料：芥蓝80克，冬瓜100克，胡萝卜40克，木耳35克，姜片、蒜末、葱段各少许

调料：盐4克，鸡粉2克，料酒4毫升，水淀粉、食用油各适量

做法

① 将胡萝卜、冬瓜洗净去皮切片；洗好的木耳切片；芥蓝切段；分别氽水。② 用油起锅，放姜蒜葱，倒入焯好的食材，炒匀，放盐、鸡粉、料酒、水淀粉炒匀即可。

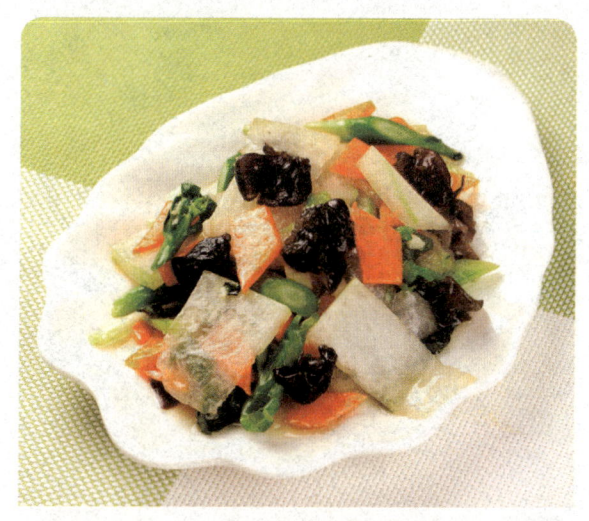

苦瓜豆腐汤

材料：苦瓜150克，豆腐200克，枸杞少许
调料：盐3克，鸡粉2克

做法

① 将洗净的苦瓜去籽切片；豆腐切块，氽水。② 用油起锅，倒入苦瓜、清水，烧开后用中火煮约3分钟，至苦瓜熟软；倒入焯好的豆腐块，加入盐、鸡粉，搅匀调味；放入枸杞，拌匀，续煮约2分钟，至食材熟透。③ 将煮好的汤盛入碗中即可。

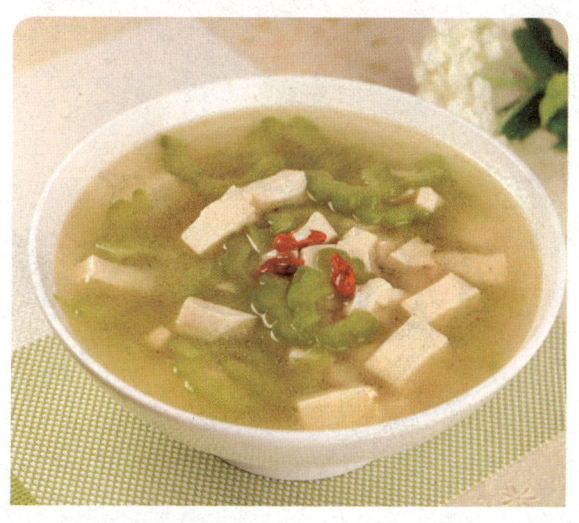

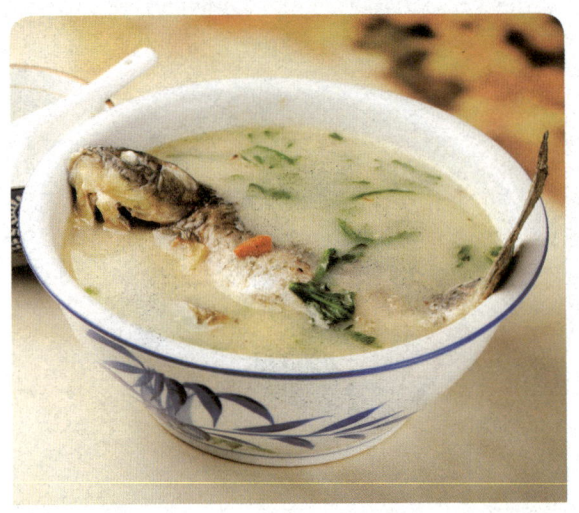

茼蒿鲫鱼汤 (特别推荐)

材料：鲫鱼肉400克，茼蒿90克，姜片、枸杞各少许

调料：盐3克，鸡粉2克，胡椒粉少许，料酒5毫升，食用油适量

做法

①洗净的茼蒿切段。②用油起锅，倒入姜片、处理好的鲫鱼肉，小火煎至两面断生。③放料酒、水、盐、鸡粉、枸杞，煮熟；放茼蒿、胡椒粉，搅匀煮熟即可。

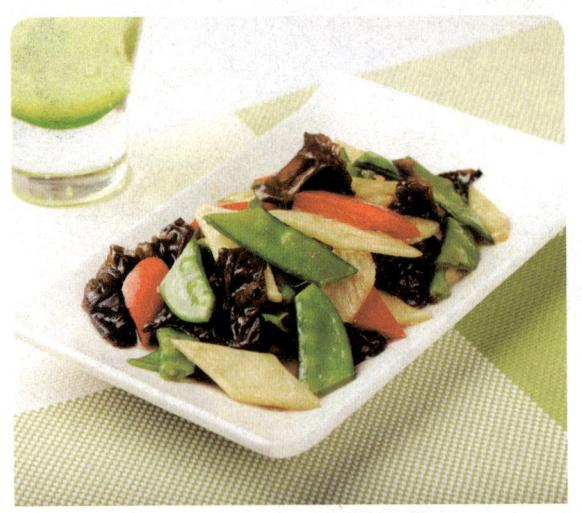

茭白炒荷兰豆 (特别推荐)

材料：茭白120克，水发木耳45克，彩椒50克，荷兰豆80克，蒜末、姜片、葱段少许

调料：盐3克，鸡粉2克，蚝油5克，水淀粉5毫升，食用油适量

做法

①将洗净的荷兰豆切段；茭白去皮洗净切片；彩椒、木耳切块；分别氽水。②用油起锅，放蒜姜葱爆香，倒入焯好的食材、盐、鸡粉、蚝油、水淀粉，炒熟即可。

part 4 糖尿病穴位疗法

糖尿病已经成为一种比较常见的疾病。除了常规的药物治疗和饮食调养,我们还可以利用中医特效穴位进行辅助治疗,取穴不多,且简单易学,通过按摩、艾灸、拔罐的方法,很快就可以缓解症状,改善血糖状况,同时避免了药物治疗对身体造成的损害。本章我们介绍的穴位,按照经络的循行,既可以单独使用,也可以联合使用,共同改善血糖水平,从而更好地控制血糖水平。

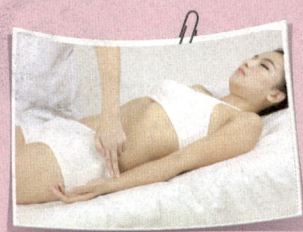
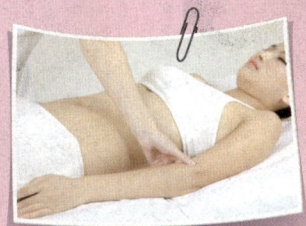
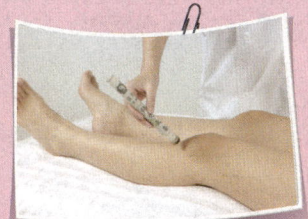

合谷穴按摩法

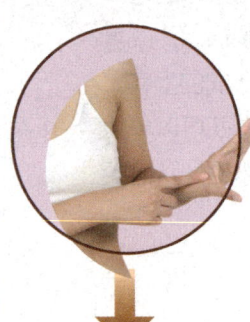

取穴：以一手拇指指骨关节横纹,放在另一手拇、食指之间的指蹼缘上,当拇指尖下取穴。

功效：治糖尿病导致的消谷善饥。

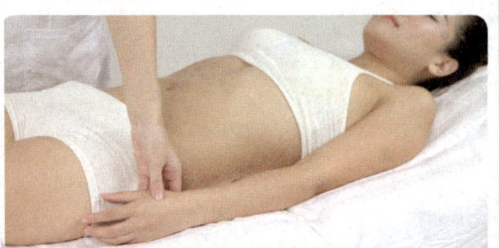

操作：用酒精棉球将施术部位进行消毒,涂抹润滑剂,将大拇指指尖放于合谷穴按揉,以酸胀为度,每次2分钟。

中脘穴按摩法

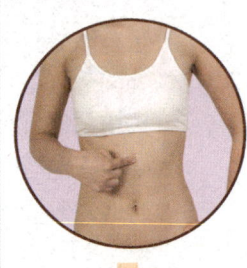

取穴：仰卧取穴,当脐上4寸,腹中线上。

功效：和胃健脾、降逆利水,治胃痛、腹胀、纳呆、黄疸、狂躁及糖尿病导致的多食。

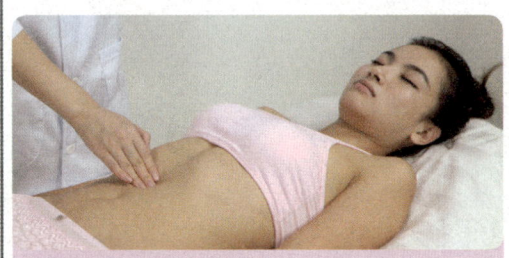

操作：用酒精棉球将施术部位进行消毒,涂抹润滑剂,将食指指尖放于中脘穴,每次按压5分钟,每天3次。

曲池穴按摩法

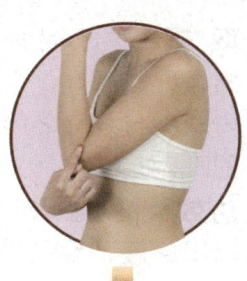

取穴： 屈肘成直角，在肘横纹外侧端与肱骨外上髁连线中点。

功效： 清热和营、降逆活络，治咽喉肿痛以及糖尿病引起的皮肤瘙痒。

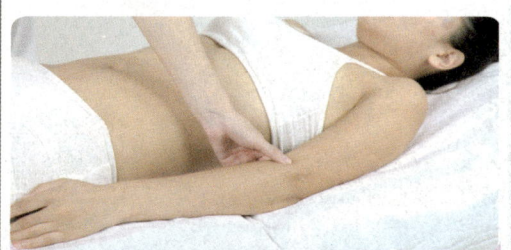

操作： 将施术部位消毒，涂抹润滑剂，将拇指指尖放于曲池穴按压，其余四指勾住肘部下端按压，以酸胀为度，每次5分钟。

内关穴按摩法

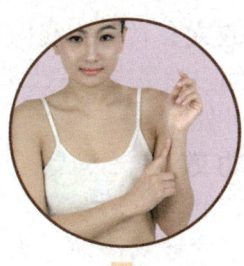

取穴： 伸臂仰掌，在腕横纹上2寸处正中取穴。

功效： 宁心安神、和胃降逆，治心痛胸闷及糖尿病导致的口渴等症。

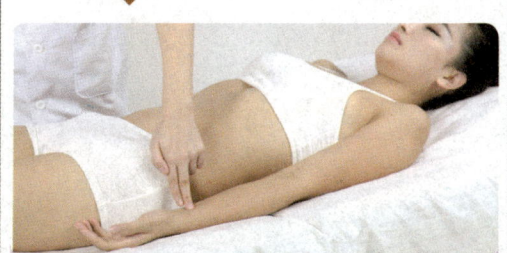

操作： 用酒精棉球消毒施术部位，涂抹润滑剂，将中指与食指尖放于内关穴按压，轻重适中，每次5分钟。

三阴交穴艾灸法

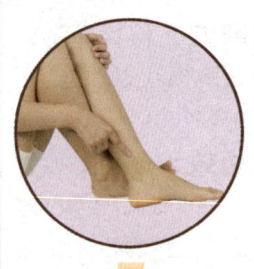

取穴： 位于小腿内侧，当足内踝尖上3寸处。

功效： 健脾胃、益肝肾、调经带，治疗肠鸣腹痛、失眠、阴虚诸症。

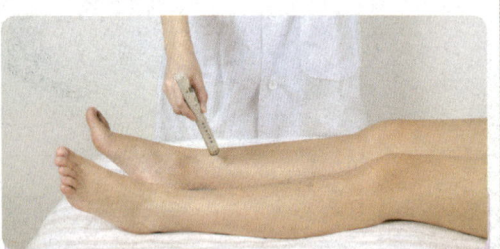

操作： 点燃艾条，选用温和灸法灸三阴交穴，即在距离三阴交穴2~3厘米高处施灸，每次10分钟，以皮肤红热为度。

太溪穴艾灸法

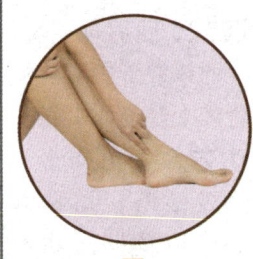

取穴： 位于足内侧，内踝后方，当内踝尖与跟腱之间的凹陷处。

功效： 滋阴益肾、壮阳强腰，治疗失眠、健忘、遗精等。

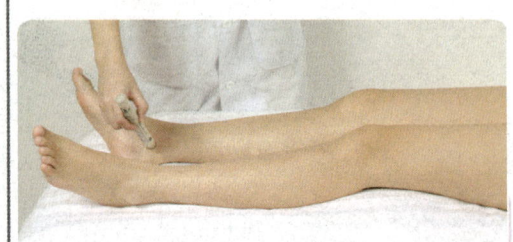

操作： 将艾条一端点燃，在距离太溪穴2~3厘米高处施灸，每次10~15分钟，以皮肤红热、温润为度，每天1次。

足三里穴艾灸法

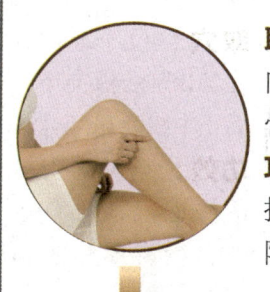

取穴： 位于外膝眼向下4横指处，在腓骨与胫骨之间。

功效： 健脾和胃、扶正培元，有辅助降糖的作用。

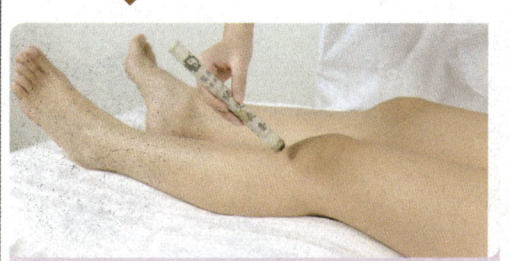

操作： 将艾条一端点燃，在距离足三里穴2~3厘米高处施灸，每次10分钟，以皮肤红热为度，每日1次，10次为一个疗程。

涌泉穴艾灸法

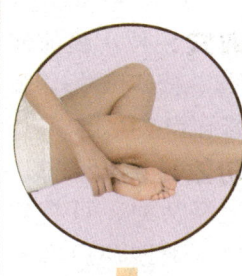

取穴： 俯卧或仰卧位，在足心前三分之一的凹陷处取穴。

功效： 固本培元、滋阴益肾，治疗失眠、神经性头痛及多尿等症。

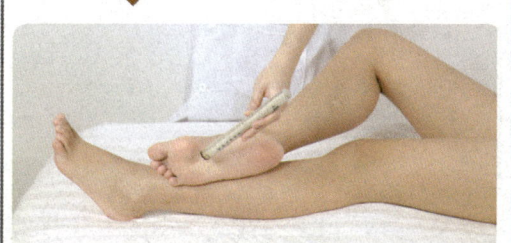

操作： 将艾条点燃，对准涌泉穴，艾条距离穴位2寸高处施灸，至皮肤红润为止，每次10分钟，10~15天为一个疗程。

上巨虚穴拔罐法

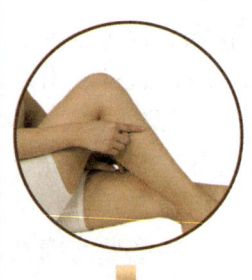

取穴： 位小腿前外侧，当犊鼻下6寸，距胫骨前缘1横指处。

功效： 调和肠胃、通经活络，可有效改善糖尿病患者的多食症状。

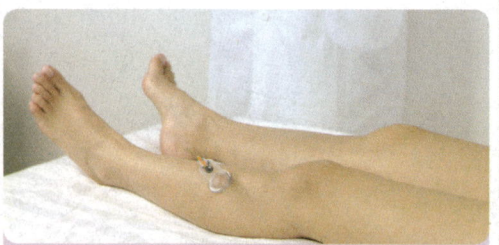

操作： 将施术部位消毒，取家庭用拔罐器，置于上巨虚穴上，留罐10~15分钟后取下，平日也可经常按摩此穴。

肺俞穴拔罐法

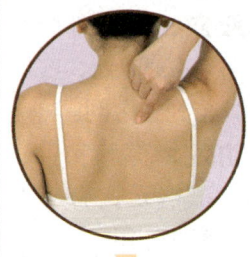

取穴： 位于北部，在第3胸椎棘突下，后正中线旁开1.5寸。

功效： 培补肺阴、清热理气，可有效改善糖耐量曲线和胰岛素水平。

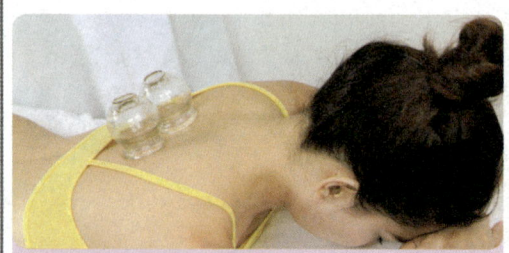

操作： 将施术部位消毒，左手持罐，右手用止血钳夹住酒精棉球点燃，伸入罐内旋转后抽出，于肺俞穴留罐10~15分钟后取下。

脾俞穴拔罐法

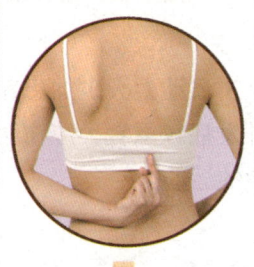

取穴：位于北部，第11胸椎棘突下，后正中线旁开1.5寸。

功效：健脾和胃、利湿升清，有促进津液化生的作用。

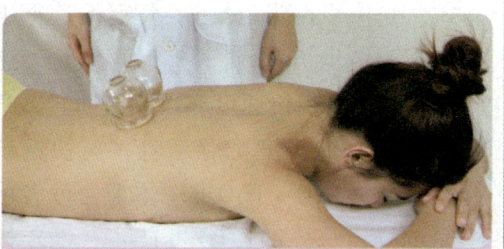

操作：将施术部位消毒，左手持罐，右手用止血钳夹住酒精棉球点燃，伸入罐内旋转后抽出，于脾俞穴留罐10~15分钟后取下。

肾俞穴拔罐法

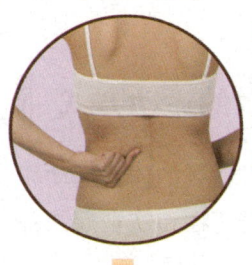

取穴：位于腰部，第2腰椎棘突下，后正中线旁开1.5寸。

功效：益肾助阳、滋补肾阴，有降糖作用，主要用于血糖值偏高者。

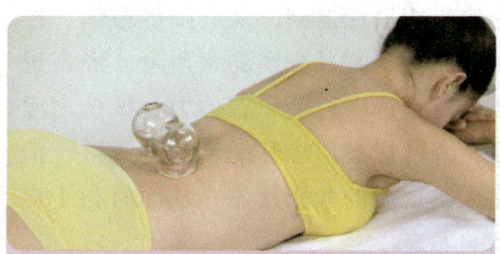

操作：将施术部位消毒，左手持罐，右手用止血钳夹住酒精棉球点燃，伸入罐内旋转后抽出，于肾俞穴留罐10~15分钟后取下。

附录　糖尿病患者的运动调养法

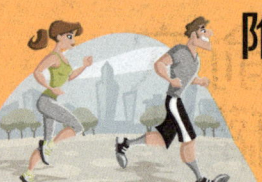

糖尿病患者可以选择合适的运动方式来强身健体，帮助恢复血糖。但是运动要适度，不能过于劳累。只有适度的运动才有利于控制病情。

适合糖尿病患者的运动方式

运动调养是指通过适当的体育运动和锻炼来防治糖尿病，与药物和饮食疗法并称为治疗糖尿病的"三大法宝"。

适当的体育锻炼可促进肌肉组织和其他组织消耗血糖，从而降低血糖，控制糖尿病，并减少胰岛素用量。经常进行体育锻炼，可使患者体力、抵抗力增强，并使患者思想开朗、精神放松、消除大脑皮质的紧张状态，从而有利于血糖的稳定。

适合糖尿病患者的运动有步行、慢跑、游泳等。患者可根据全身情况和条件，选择1~2项。出现微血管病变、大动脉硬化、血糖不稳定（波动太大）的患者以及身体较虚弱、并发症较重者，应在医生指导下做更加轻微的运动。

步行

对于糖尿病患者来说，步行应作为首选的运动方式。步行可采取快慢结合的方式，先快步行走5分钟，然后慢速行走（相当于散步）5分钟，然后再快行，这样轮换进行。步行速度亦可因人而异，身体状况较好的轻度肥胖患者，可快速步行，每分钟120~150步；体重合理者可中速步行，每分钟110~115步；老年体弱者可慢速步行，每分钟90~100步。开始每天半小时即可，以后逐渐增加到每天1小时，可分早晚2次进行。

慢跑

慢跑是一种很好的锻炼方式，锻炼强度不高，而且可以自己调节，受伤的风险相对较小。通过慢跑，我们的身体新陈代谢加快。慢跑时脚步最好能配合自己的呼吸，可向前跑两三步吸气，再跑两三步后呼气。跑步时，两臂以前后并稍向外摆动比较舒适，上半身稍前倾，尽量放松全身肌肉，一般以脚尖着地为好。刚开始练习跑步的体弱者可以进行短距离慢跑，从50米开始，逐渐增至100米、150米、200米。速度一般以100米／30秒~100米／40秒为宜。慢速长跑是一种典型的健身跑，距离从1000米开始，适应后，每周或每2周增加1000米，一般可增至3000~6000米，速度可掌握在6~8分钟跑1000米。

游泳

游泳锻炼可增强人体神经系统的功能，改善血液循环，提高对营养物质的消化和吸收，从而能增强体质和对疾病的抵抗力，并获得良好的治疗效果。选择游泳锻炼的运动量时，要因人而异、量力而行。普通的游泳爱好者，即使是年轻力壮者，每周大运动量的游泳锻炼也不应超过2次；而中年人则以中等的运动量为宜，不要或少进行运动量过大的游泳锻炼；老年人最适宜进行小运动量的游泳锻炼。

爬山

爬山可以提高身体素质，增强免疫力，减轻或避免并发症，消耗多余的热量，促进减脂，增加对胰岛素的敏感性，减少胰岛素和口服降糖药物的用量。爬山最好在饭后1小时进行，以免导致低血糖。

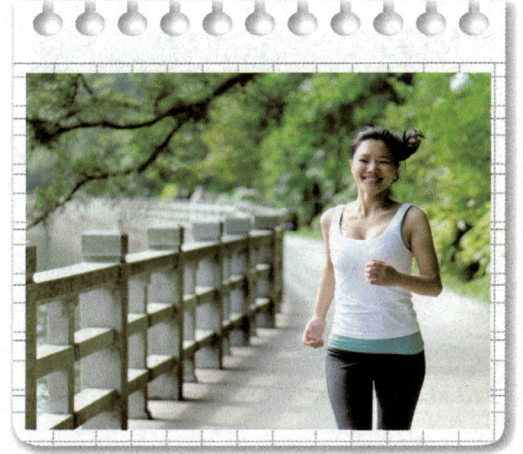

糖尿病患者的运动强度

"运动强度"的概念

运动强度,指运动练习对人体生理刺激的程度,即运动时的用力程度、速度快慢、阻力大小等,它反应的是某项运动在单位时间内的能量消耗。

运动时用力越小,速度越慢,阻力越小,则运动强度越小;反之则越大。当运动强度太小时,能量消耗太少,不利于血糖水平的降低。当运动强度太大时,又会导致体内升糖激素水平升高,血糖升高;且过量的运动可使脂肪分解产生酮体,在胰岛素不足的情况下会导致酮症酸中毒。因此,糖尿病患者宜进行中等强度的运动,如快走、慢跑、打太极拳、骑车、打高尔夫球和园艺活动等。

如何确定运动强度

监测心率是衡量运动强度的简单方法,一般用脉搏进行测量。心率可以通过计算得到,首先计数脉搏10秒,再乘以6得出。中等强度的心率一般是"150-年龄",且不超过"170-年龄"。但如果患者处于休息状态时心率过快,就无法用心率来判断运动强度了。

除此之外,运动强度也可根据感觉进行判断。如运动后感觉心跳和呼吸加快,还能随着呼吸节奏连续说话,运动疲劳感在20~30分钟内消失,次日稍有疲劳感或没有,说明运动强度合适。

对于运动时间和频率,患者也应注意适量。现在市面上有很多种类的电子计步器,糖尿病患者可按需选购。

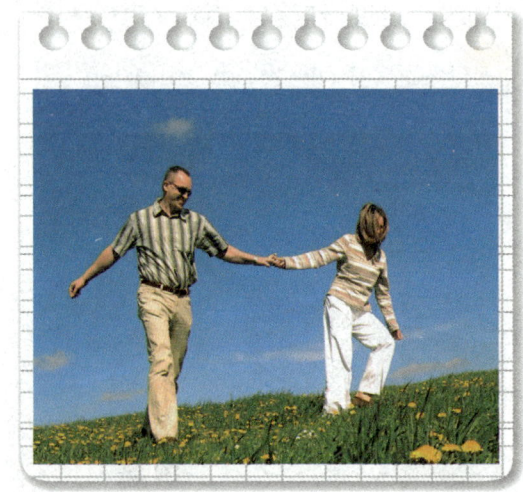